新潮文庫

死の貝

日本住血吸虫症との闘い

小林照幸著

新潮社版

目次

日本住血吸虫症の主な流行地

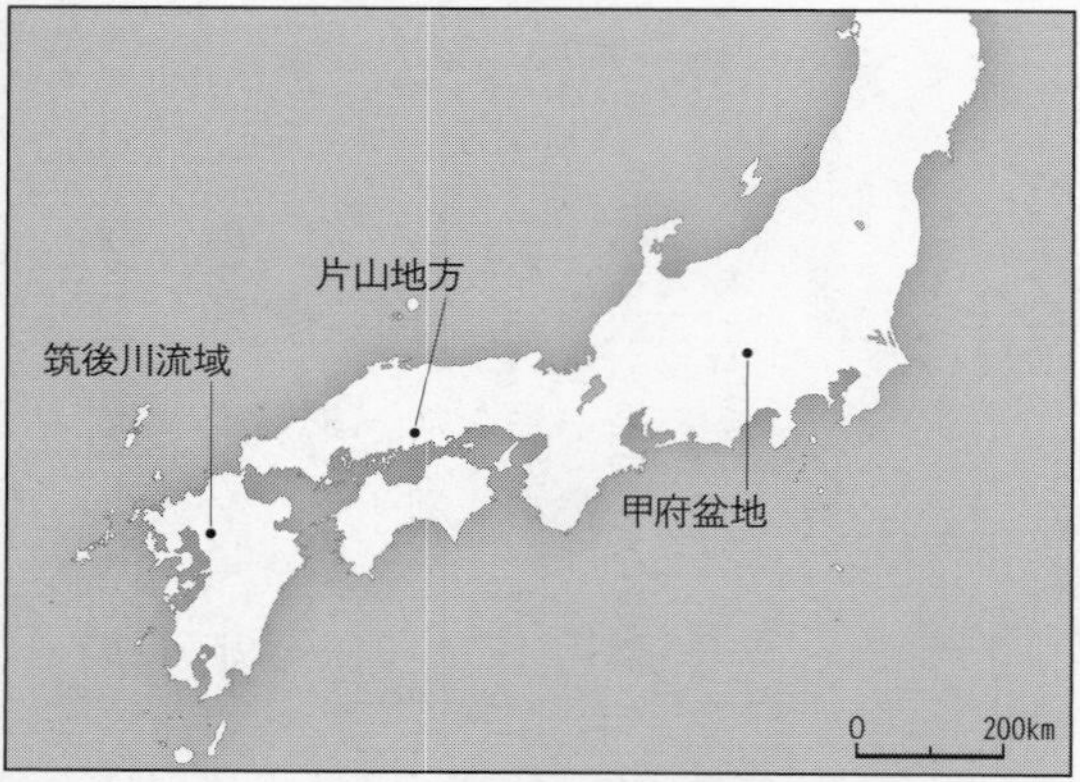

世界の主な流行地

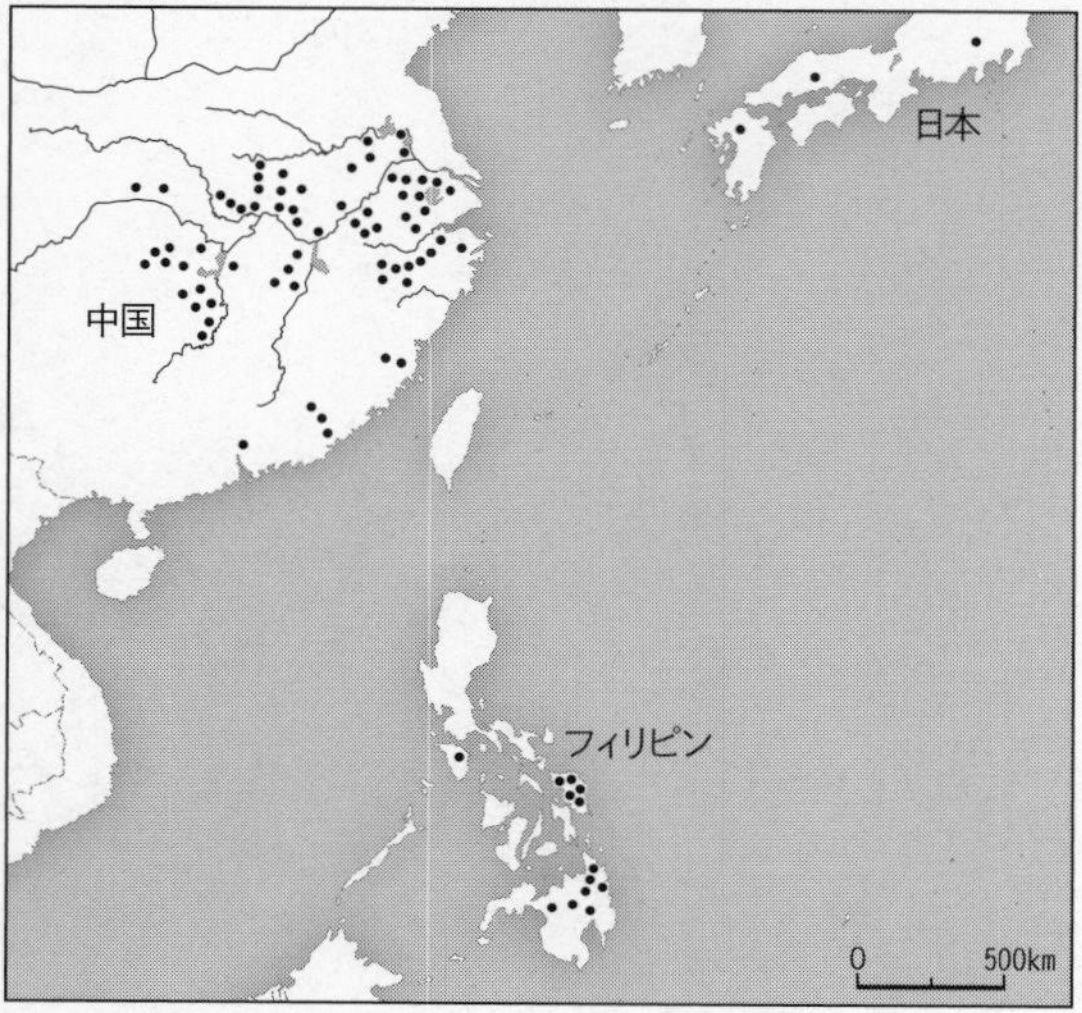

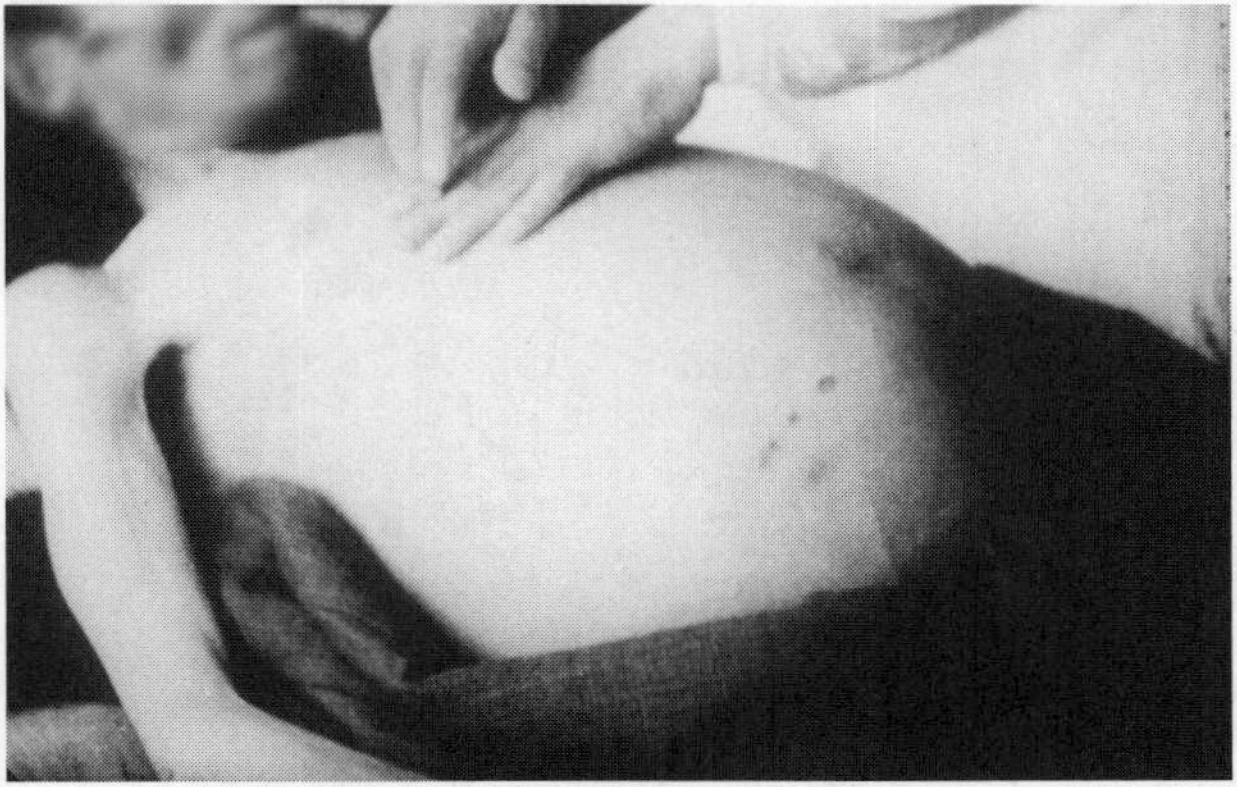

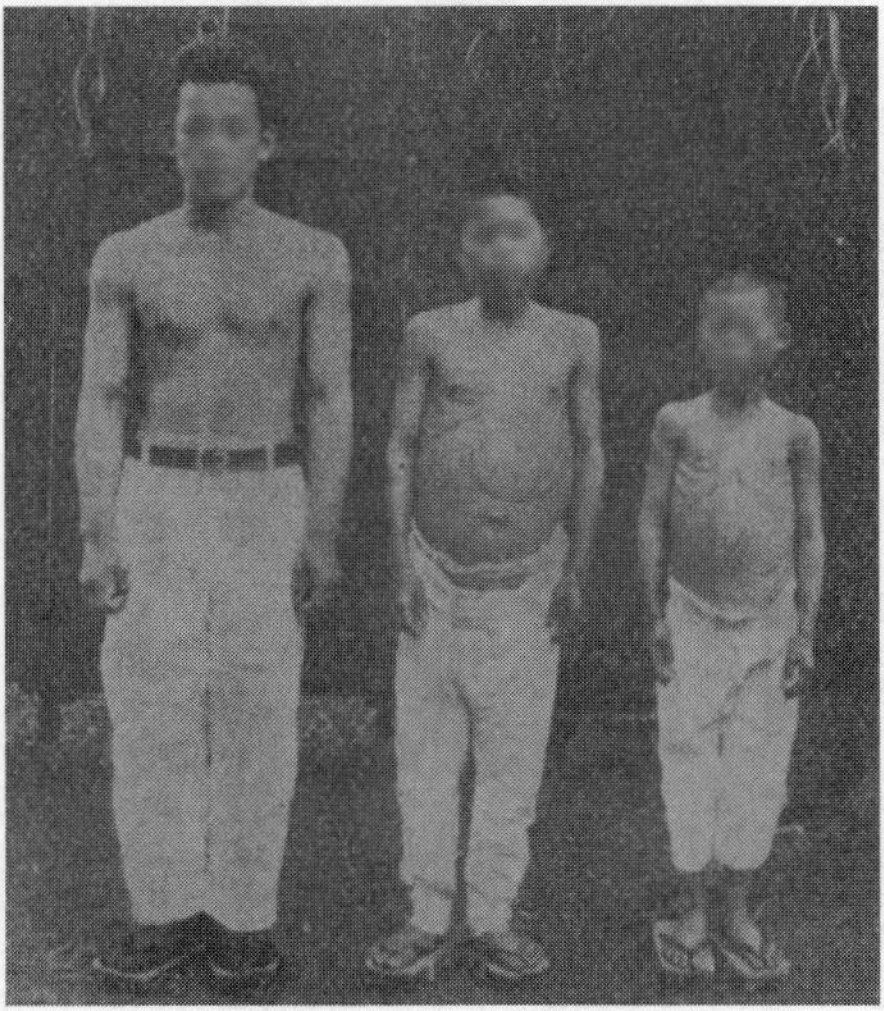

上／日本住血吸虫症の患者。腹が大きく膨れた「水腫脹満」になっている
左／日本住血吸虫症による発育障害。1952年に出版された『人體寄生蟲』では、「左は18歳の健康者、中央は18歳の患者、右は25歳の患者」と説明されている
（いずれの写真も一部加工）

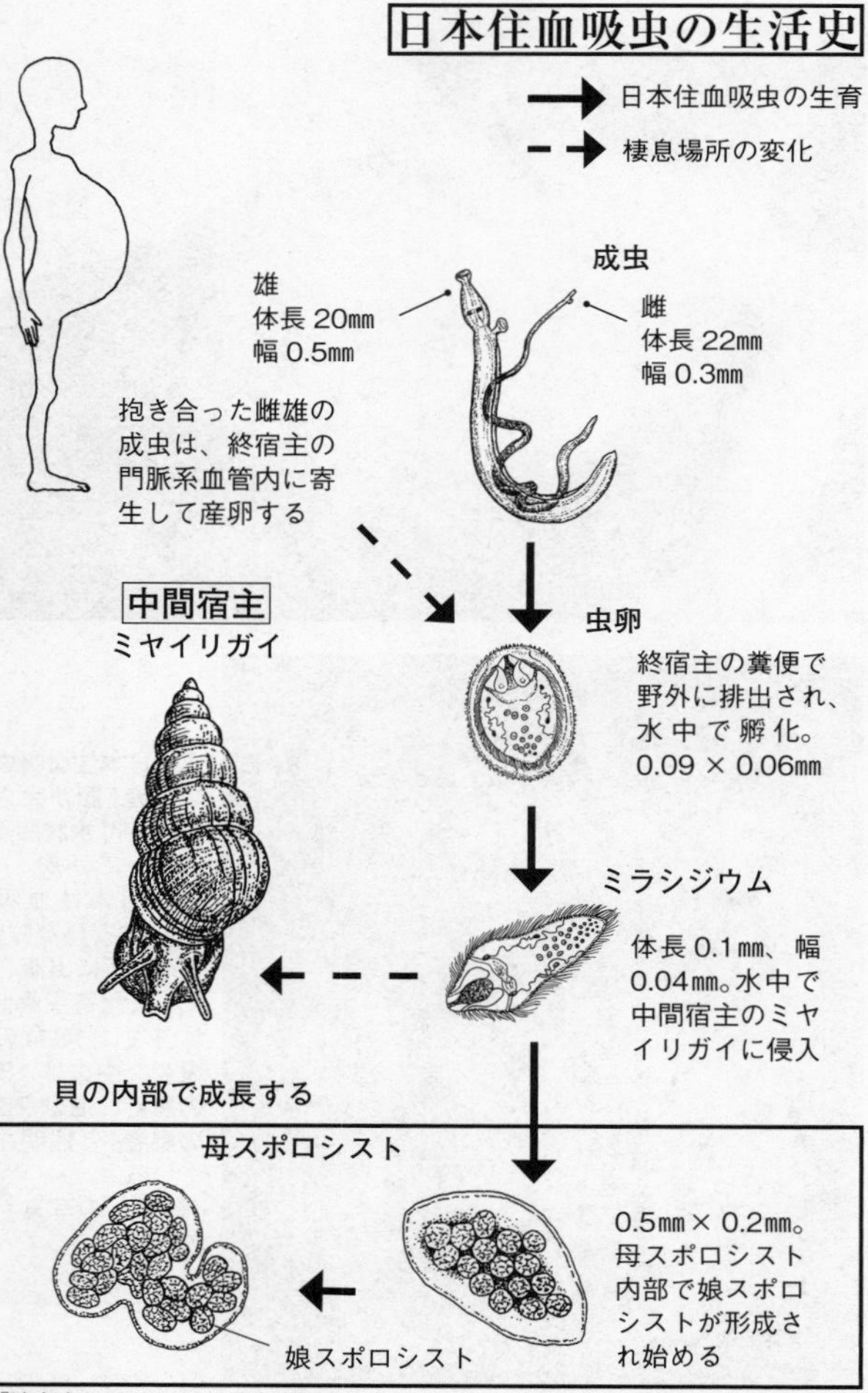

参考:『地方病とのたたかい 地方病流行終息へのあゆみ』(山梨地方病撲滅協力会 2003年)

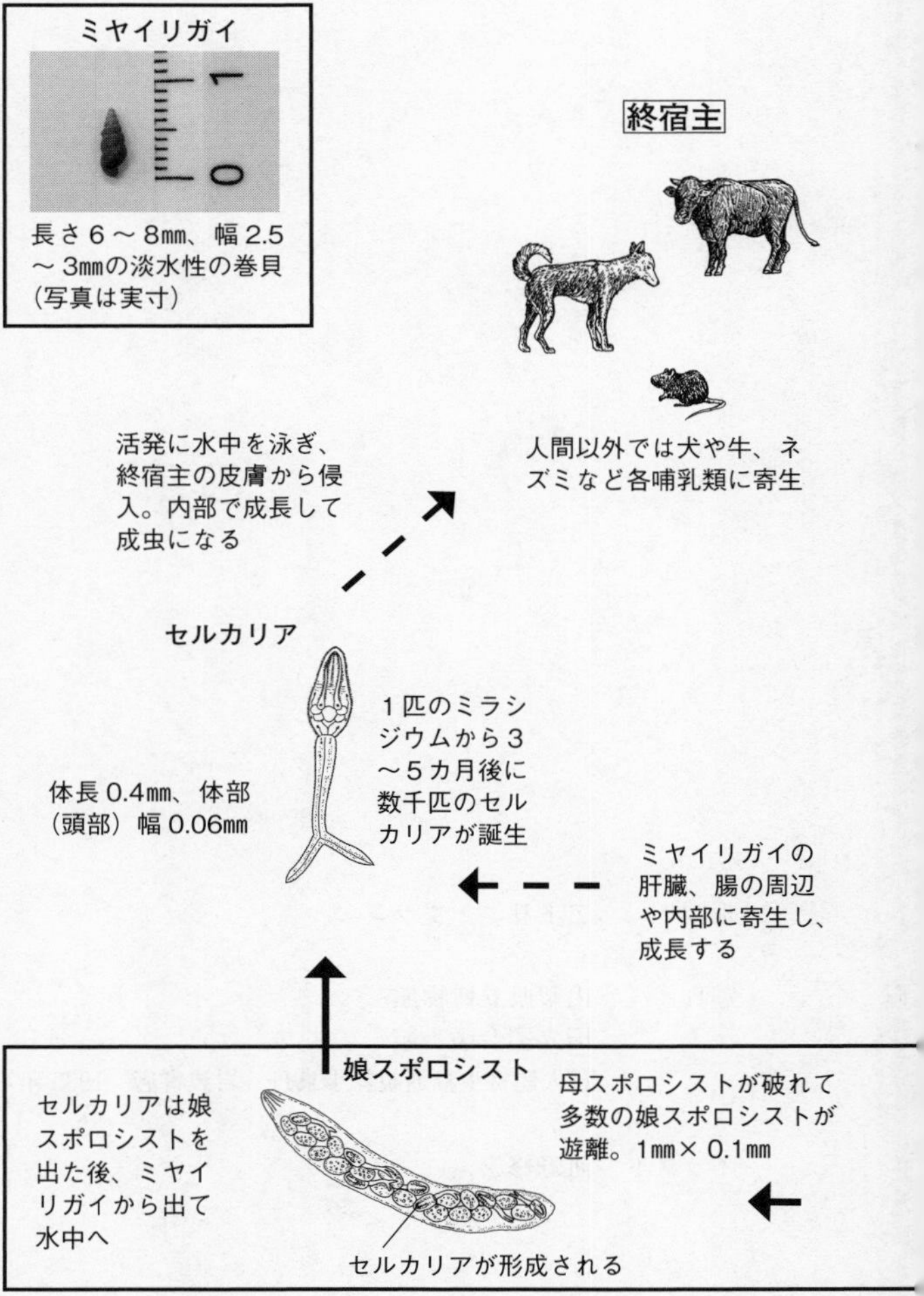
ミヤイリガイ
1
0
長さ6～8㎜、幅2.5～3㎜の淡水性の巻貝（写真は実寸）
終宿主
人間以外では犬や牛、ネズミなど各哺乳類に寄生
活発に水中を泳ぎ、終宿主の皮膚から侵入。内部で成長して成虫になる
セルカリア
1匹のミラシジウムから3～5カ月後に数千匹のセルカリアが誕生
体長0.4㎜、体部（頭部）幅0.06㎜
ミヤイリガイの肝臓、腸の周辺や内部に寄生し、成長する
娘スポロシスト
セルカリアは娘スポロシストを出た後、ミヤイリガイから出て水中へ
母スポロシストが破れて多数の娘スポロシストが遊離。1㎜×0.1㎜
セルカリアが形成される

地図　　　アトリエ・プラン

写真　　　山梨県立博物館
　　　　　国立国会図書館
　　　　　(『人體寄生蟲通説』小泉丹　岩波書店　1935年)

イラスト　河野修宏

死の貝

日本住血吸虫症との闘い

第1章　死体解剖御願《おんねがい》

1

山梨県の甲府盆地は、南に霊峰の富士山、東に大菩薩峠《だいぼさつとうげ》の雄大な山系、西には甲斐《かい》駒《こま》、標高三〇〇〇メートルの峰々が連なる南アルプスと、秀峰が屏風《びょうぶ》のように屹立《きつりつ》して三方面を取り囲む。

山々の雪溶け水や湧《わ》き水は、甲武信岳《こぶしだけ》及び国師ケ岳から南西に流れる笛吹川と、長野県境から南に流れる釜無川《かまなしがわ》に入り、甲府盆地を縫うようにゆっくりと、ところによっては激流となって、日本三急流のひとつである富士川に合流して太平洋の澎湃《ほうはい》となる。

豊かな温泉と果樹の恵みに溢《あふ》れた豊饒《ほうじょう》なる甲府盆地は日本屈指の保養地でもあるが、古来より農民を中心に「水腫脹満《すいしゅちょうまん》」とよばれる原因不明の病に蝕《むしば》まれてきた。

水腫は水膨れ、腹に水がたまるところの意から名付けられたらしい。

老若《ろうにゃく》男女を問わず、水腫脹満に冒された者すべてがあの世行きになるわけではない。

だが、太鼓腹となって全身の皮膚が黄色くなり、痩《や》せ細り、介助なしで動けなくなったら、確実に死ぬことを甲斐の人々は幼い頃から見聞きしてきた。

甲斐の人々は、この奇怪な病に冒された者を、

『水腫脹満　茶碗《ちゃわん》のかけら』

とよんだ。つまり、

「水腫脹満となった者は、茶碗のかけらとまったく同じ。何の役にも立ちゃしない」

という意味だ。

いつ頃からこんな病気があったのかは定かではないが、江戸時代の前から甲斐国にあったことは江戸時代の初期に著された『甲陽軍鑑』からも窺《うかが》える。品（章）五十九よりなる『甲陽軍鑑』は、甲州流軍学、いわゆる武田流軍学の指南書で、本邦随一の兵書として評判を取る。

肝心の一説は以下の品第五十七に見られる。

『次に小幡豊後守《おばたぶんごのかみ》善光寺前にて土屋惣蔵《そうぞう》を奏者に憑《たのみ》、御目見え仕、豊後巳の年霜月より煩《わずらい》積聚《しゃくじゅ》ノ脹満なれ共、籠輿《かごこし》に乗《のり》今生の御暇乞《いとまごい》と申。勝頼公御涙を流され、か様に時節到来の時、其方なども病中是非に及ばず候《そうろう》と仰下さるゝ』

天正十（一五八二）年三月、武田軍は滅亡に瀕《ひん》し、三月三日、勝頼は府中を捨て岩殿城に向かう。この折、甲斐善光寺の前で小幡豊後守が駕籠《かご》に乗って、今生の暇乞いを申し出た。豊後自身は足軽大将ゆえに勝頼に直接、言葉を交わせる身分ではなく、豊後の世話をする者が勝頼の側近である土屋惣蔵に仲介を依頼した。豊後は昨年の十一月より、積聚（腹部）が膨れ上がっていた。最後まで殿の供をするのが武士の務めではあるが、もはや歩けない。勝頼は豊後の姿を見て、その気持ちだけで十分であるぞ、と涙を流していたわった。

これが水腫脹満を記録した最古の文献と考えられている。

三月十一日、勝頼は自刃《じじん》して果て武田氏は滅ぶ。豊後は勝頼に謁見《えっけん》した三日後に死んだ。ちなみに『甲陽軍鑑』の編著者の一人は、豊後の三男の小幡勘兵衛景憲《かげのり》である。

文献はないものの、甲府盆地では、江戸時代の初期には、薬草や動物の骨肉を煎《せん》じてつくった「水腫脹満の妙薬」なる民間薬が多種売られていた、との言い伝えがある。

水腫脹満に冒された人々は何とか金を工面して、すがりつくおもいで、妙薬に飛びついた。飲むと爽快《そうかい》感を得たり、便通が一時的によくなる効果はあるものの、治るには至らない。農民に多く見られるため、川や水田の水、畑の土に原因があると考えられたが、はっきりとした原因がわからず、なすがままに苦しみと死の恐怖を味わうしかなかった。

江戸時代の後期になると、妙薬の販売はさらに盛んとなる。

『水腫脹満　茶碗のかけら』

の他に、甲府盆地の人々のあいだで、

『中の割に嫁に行くには　買ってやるぞや　経帷子《きょうかたびら》に棺桶《かんおけ》』

『竜地《りゅうじ》　団子《だんご》に嫁に行くには　棺桶を背負って行け』

『嫁には嫌よ　野牛島《やごしま》は　能蔵池《のうぞういけ》の葦水《よしみず》飲む辛《つら》さよ』

といった口碑が、あたかも民謡や俗謡のごとく、人々の口から出るようになった。腹っぱり、という呼び名もあった水腫脹満への恐れ、猖獗《しょうけつ》を極める土地に嫁いで行く娘たちの悲運をこれらは表現している。中の割、竜地、団子、野牛島とはいずれも、釜無川の流域にある実在の集落である。現在、中の割は韮崎《にらさき》市大草町下条中割、竜地は甲斐市竜地、団子は竜地と四キロほどの距離にある甲斐市団子新居《あらい》、野牛島は南アルプス市野牛島にあたる。

能蔵池は野牛島集落にある東西一一七メートル、南北三六メートルにわたるため池で、池の周囲を葦がびっしりと覆《おお》っていた。能蔵池の水には毒があり、それを飲料水にしているから、水腫脹満になる、といわれていた。

野牛島では遠くから来る嫁ばかりでなく、地元の者にはこんな口碑があった。

『故郷でも嫌だ　野牛島の能蔵池　葦水飲む辛さよ』

古き時代より、散々、甲府盆地の人々を苦しめてきた、この奇病。歴史を繙《ひもと》いてゆくと、意外や意外、水腫脹満に似た奇病が、日本全国、点々と浮かび上がってくるのである。

2

備後国《びんごのくに》（広島県＝以下カッコ内は現在の地名）は、十万石の城下町・福山。ときは弘化《こうか》の時代（一八四四〜一八四八年）である。

福山城から二里（八キロ）ほど北の郊外にある、西備《せいび》沼隈《ぬまくま》郡山手村（福山市山手町）に三十歳を迎える若き漢方医がいた。名を藤井好直《ふじいこうちょく》という。

代々医を生業とし、福山において名医の誉れを受けてきた藤井家であるが、この地で「片山病」とよばれる病には手の施しようがなかった。臨月のように膨れた病人の腹は臍《へそ》が一寸（約三センチ）あまり飛び出し、青い静脈が浮き出ている。

藤井のもとには連日、腹を大きくした病人がやって来た。老若男女、年齢は多岐にわたる。少年期から罹《かか》る者もいれば、青年、壮年になってから罹病《りびょう》する者もおり、病状が現れる時期に一定した目安はなかった。病人の皮膚は全身、ミカンの皮のように黄色がかって痩《や》せ細り、深い皺《しわ》が寄る。

片山病は「福山であればどこにでもある」という代物《しろもの》ではない。福山から二里ほど北、藤井の家からは一里半（六キロ）あまり北にある「神辺《かんなべ》」（福山市神辺町）という、どこにでもありそうな静かな農村の「川南村《かわみなみ》」の周辺一帯に限られていた。

神辺は、北・南・西は福山に接し、東は井原《いばら》・笠岡《かさおか》（岡山県井原市・笠岡市）に接する。神辺の中央部を東から西へ流れる高屋川は、三角形の沖積平野の神辺平野をつくり、加茂川などいくつかの小さな川の支流を集めて、芦田《あしだ》川に合流する。芦田川は福山の町を流れて瀬戸内海に下る。

山がちな備後国において神辺平野と福山平野は、珍しいほどの広大な平野だ。それだけに稲作、果樹、藺草《いぐさ》作りが盛んである。とりわけ畳表の材料となる藺草は福山藩の特産品であった。

高屋川と芦田川が合流する水田地帯に、標高七〇メートルほどの小さな山が二つあり、三〇〇メートルほどの距離をおいて浮かんでいる。ひとつを「碇山《いかりやま》」、もうひとつを「片山」と村人は昔からよんでいた。片山の麓《ふもと》の集落は川南村になるが、神辺に住む者たちは川南村とはいわず、片山と称していた。この病は、川南村に発症がことのほか多いゆえに「片山病」とよばれているのだった。

大人も子どもも、片山病に罹る大多数は農家の家庭である。片山病は、水田に手足をつけていると皮膚が「かぶれ」て赤くなり、痛痒《つうよう》を生ずることから始まる、と神辺では伝えられてきた。

これを「漆の毒にあたった」というのだが、それにはこんな言い伝えがあった。

「大昔、漆を積んだ船が嵐の日に片山の麓で転覆した。そのときの漆の毒気が今も残っている。それが片山病なのだ」

痛痒は、人それぞれに感じる期間が違うが、およそ半年から一年にかけて意識され、発熱、下痢、下血を起こす。それ以後は体が慣れるのか、しばらくは体調に異変はない。

片山病に罹ったからといって、全員が全員、腹が膨れて死ぬのではなかった。熱や下痢で苦しんでも、それらがおさまった後は何も症状が出ずに治ってしまう者もいるし、この片山病と一生、無縁の住民もいる。しかし、腹が臨月のように大きくなってくれば、死期が近いことはわかっていた。

大切な働き手である牛や馬にも片山病に似た症状が見られることも、農家にとっては頭が痛いでは済まされない死活の悩みであった。村人は恵まれた土地を捨てて、村を離れることはできなかった。

神辺の歴史は古い。大化の改新後、国分寺がおかれ、東備後地方の物資の集まる場所として「駅」が設けられ、十四世紀には神辺城が築かれた。福山城が築かれる前で、備後国の首都の役割を果たし、江戸時代には山陽道の宿場町として栄える。参勤交代の大名や公卿《くぎょう》の宿泊施設の神辺本陣がおかれ、上方や九州へ向かう旅人や商人が行き交う活気ある町となった。

独自の教育、文化も見事に花開く。江戸時代、神辺に生まれた菅茶山《かんちゃざん》は、十九歳のとき京都に遊学して四書五経を中心に漢学を身につけ、帰郷して自宅に「廉塾《れんじゅく》」を開学した。菅は当世随一の詩人の評判を取り、廉塾は伊勢・松坂の本居宣長の「鈴屋《すずのや》」と共に江戸時代の日本二大学舎として名声を博し、各地から集まった門弟で活気を呈した。山陽道を往来する文人墨客は必ずといってよいほど立ち寄った、といわれている。江戸時代の後期、『日本外史』の大著を上梓《じょうし》した著名な儒学者、頼山陽《らいさんよう》も菅の教えを受けた廉塾の門弟である。

数多くの書物が神辺や福山で著されてきたが、藤井が目にした片山病に関する記述はわずか二つにとどまった。

ひとつは文化元（一八〇四）年、福山の庄屋である、馬屋原重帯《うまやはらしげよ》が著した備後国全域の地誌『西備名区《せいびめいく》』である。

『漆山は片山ともいう。この島山の四畔は沼田にして梅雨のころは瘴癘《しょうれい》ありて耕耘《こううん》のもの其気に当りしときは身体漆をさしたるが如し。疾痛甚し』

瘴癘とは毒気の意だ。

もうひとつは、菅が福山藩の命を受けて編纂《へんさん》に取り組み、従来の史書を根底にして文化六（一八〇九）年に著した地誌『福山志料』であった。

『片山一名漆山と云う。このあたりにて田を植えるものたまたま小瘡を生ずる故に此名あり』

小瘡とはかぶれ、である。京都で医学も学んだ菅にとっては、農民に見られる症状は疑問であっただろうが、これ以上の言及はない。
藤井は、医師として広く片山病を世に問おうと、自ら書をまとめ、一部を藩に納める意を抱いた。十万石の城下町・福山は、関西、四国、九州を結ぶ瀬戸内海航路の要衝である。万葉集にも詠《よ》まれた鞆《とも》ノ浦《うら》の港は、参勤交代の西国大名の海駅になっている。福山に立ち寄る多くの人々、菅茶山の薫陶《くんとう》に触れんと神辺を訪ねる者の中に医師がおれば、きっと……、の期待が藤井にあった。ときに弘化四（一八四七）年の六月一日。美濃紙に漢文体で著されたこの書物の名は『片山記』。藤井は三十三歳であった。

『　片山記
西備神辺駅南曰川南村。田中有小山二焉。曰碇山。曰片山。片山一曰漆山。相伝往古有商船。載漆而来泊焉。大風覆船。因名焉。昔時過此者皆感漆云。近時二三年間春夏之交。土人耕田而入水者。足脛発小疹。痛痒不可忍。牛馬亦然。人皆大患之。以為漆気之故。又多患泄瀉者。其症面色痿黄。盗汗肉脱。脈皆細数。猶癆瘵疾。有水瀉者。有裏急後重者。有下血者。有下膿汁者。稍久而四肢痩削。独腹脹如鼓。乳下見青筋脈絡。臍穴凸出。甚則腹皮生光至映物。終足附浮腫而斃焉。予診之未知為何病。以其始而言之。如癆瘵疾。以其終而言之。真鼓脹也。病者有七八歳者有四十五十者。尤軽而不及臥牀者。半年或一年而癒。稍重者。雖壮年者皆不免鬼簿矣。予療之有発表者。有解毒者。有解凝者。有用不換金正気散者。有用四逆散者。有用胃風湯者。有用黄土湯者。有用実脾飲者。用大小柴胡厚朴七物三承気湯之類。而無寸功。患此症而死者三十有余人。牛馬亦数十頭矣。蓋片山尤甚。而碇山次之。又聞其村中丙谷養老谷亦患此症。二谷与片山相距稍遠。然皆至片山而耕耳。頃至其隣村千田。亦見有患此症者。嗚呼果感漆気而然乎。水田淤洳感其湿気而然乎。予未能弁之。未能弁之則不能得功也。不独予不能治之而已。土人各随其所好而迎医。医至者数十輩。而未聞有功也。悲夫。或曰片山距海数里。子以為島。近于誣矣。曰不然。古書有西備穴海之語。郡亦名以安那。安那穴也。往年駅人穿井。穿之数丈。得枯木。出而観之帆檣也。是其一證也。然毒之為何物。非予所知也。故記以欲正之于四方同業者也。

　　于時弘化四年丁未六月朔也。西備沼隈郡医士　藤井好直謹記』

大意は以下のようになる。

片山記

神辺駅の南を川南村とよぶ。田の中に二つの小山がある。ひとつは碇山、もう一方を片山とよび、片山は別名〝漆山〟ともよぶ。

片山が漆山とよばれるのには、こんな伝説がある。いつの頃かはわからぬが、漆を積んだ商船が碇泊《ていはく》していた。ところが、突然、大風に遭い、船は風雨にもて遊ばれて転覆し、漆が四方に流れた、と。

そのためであろうか、片山を通る者は皆、漆にかぶれるという。土地の者が田を耕すために水に入ると、足や臑《すね》に小さな湿疹《しっしん》ができるのである。我慢がならぬほどかゆく、しかも、痛くなる。牛や馬といった家畜も同じ症状を呈し、湿疹ができる。季節的には春と夏が多い。多くの人々がこれを患《わずら》い「漆のせいだ」としている。

漆の毒はこれだけではすまない。その症状はまことに恐ろしい。顔は血色が衰えて黄色くなり、汗をかいて痩せ衰え、脈拍も細くなる。発熱し、嘔吐《おうと》をし、血便が出たり、下痢をする。

時間が経過すると、手足は痩せ衰えて腹ばかりが脹《ふく》れて太鼓のようになり、胸には静脈が浮き出て、臍は突き出す。ひどい人になると、腹の皮が光って鏡のように物を映し、足が腫《は》れて皮下の静脈が青々と浮き出るようになって、死ぬ。

これが何の病気であるのか、私にはわからない。病人は七、八歳から四十、五十歳に及び、最も軽い者は床に臥《ふ》すこともなく半年か一年で治る。重い者では、壮年者でさえ死ぬ。

私はこれらを治療するのにあたり、様々な薬を用いたが、少しも効果がなかった。古今の医学書を隅々まで目を通しても、それに近いものすら見つからない。自分が診ただけでも、三十人以上が死んでいる。牛馬も同様である。しかも、片山の周囲の村にしか見られず、近在の村ではまったくないのである。

村の者たちは片山病の原因は、昔話で語り継がれている漆の毒にあると信じているが、一体、何が原因なのか。漆の気によるものか、水田の中の漆によるものなのか。

原因がわかれば、治療も成功するであろう。土地の人々は各自、好きな医者のもとに通い、治療を受けているが、どの医者も治療に成功したとは聞かない。まことに悲しく残念である。

この病を広く諸国の医師に、おたずねし、お力を貸して頂きたく願う次第である。

弘化四年六月一日　西備沼隈郡医師　藤井好直謹記

十年経過したが、藤井のもとに『片山記』に対する、問い合わせをはじめ反響らしきものは何もなかった。藤井は『甲陽軍鑑』を見る機会もなかったし、遠い甲斐国の水腫脹満なる病気が片山病に酷似していることを教えてくれる人も現れなかった。

さらに十年、徳川の世から明治へ。『片山記』を上梓してから三十年後になる明治十（一八七七）年、六十三歳となった藤井は再び筆を執った。追記となる『片山附記』を漢文で著したのである。

『　片山附記

予頃閲古紙。偶得片山記旧稿。屈指已三十年矣。其病雖漸衰。未全熄滅。往々見有致死者。然則毒之復燃。安期不如昔日乎。復燃則春夏如感于其水田。則今猶旧也。感者不問老小強弱。胸下必有僻塊。土俗概曰片山病。蓋症候雖多端。其原因則不外于足脛発小疹之微恙也。豈不可恐之甚哉。方今医道開明。術与器械皆備矣。聞西洋有分理術。以術分理其土質。則知毒之為何物。已知為何物。則知所以治之者矣。然則数十年不治之痼疾一朝氷解。豈不生民之幸乎。故再抄而出之。庶幾四方識者之早弁拆之。

好直再記』

片山附記

片山記を著してから三十年経過したが、片山病の勢いは若干は減ったとはいえ、終息することなく、今も片山の住民を苦しめ、死ぬ者も後を絶たない。毒の勢いは一向に衰えを見せない。いろいろな症状があらわれるが、その原因とみられる徴候は足や脛《すね》に小さな発疹が出ることだ。恐ろしいことである。最近、医学も開花し器械設備も整ってきた。西洋の学問には分析の術があると聞くが、それをもって土質を解明すれば、片山病の原因となる毒を特定できるのではなかろうか。毒がわかれば、治療する方法も知れ、長年にわたり不治とされてきたこの病も一朝にして氷解し、人々の幸せが訪れる。一日も早く、世の識者が原因を究明されんことを願う。

好直再記

だが、附記に対しても、反響はなかった。

3

明治維新によって門戸が開放された日本は、明治政府のもと「殖産興業」「富国強兵」の二つをスローガンにして、積極的に近代化を推し進める。鎖国を続け、内に没していたこの国を近代国家とするには、どこの国を範とするべきか、各分野で模索が始まった。ことに医学は重要であった。

これまで中国、朝鮮から伝わった漢方医学を模範としていたが、鎖国の間も長崎・出島のオランダ商館を通じて、西洋医学は取り入れられていた。細々と伝わる状態であったが、安永三（一七七四）年に五巻よりなる『解体新書』が世に出たことにより、蘭学の道が開け、多くの蘭方医を輩出するに至った。

しかし、明治政府は「門戸開放」をして早々、これまで西洋諸国との窓口となってきたオランダの政治的立場が意外にも脆弱《ぜいじゃく》であること、医学はもとより蘭学と称するオランダの学問の大部分がドイツ語を翻訳したものに過ぎないことを知ってしまった。明治二（一八六九）年早々、明治政府は検討の末、ドイツ医学の採用を決定する。

東京医学校（現・東京大学医学部）には、ドイツから医学者が多く来日し、指導に当たった。

中でも、明治九（一八七六）年、二十七歳で来日したエルウィン・ベルツの功績は大きく、日本医学の基礎を作ったとさえいわれ、高く評価されている。ベルツの専門は寄生虫学で、来日早々に世界の医学書の中に日本にはないと記述されていた数々の寄生虫を人体から発見した。東京医学校で人体を損なう寄生虫の恐ろしさをつぶさに教え、寄生虫学の重要さを予防と公衆衛生の面から講義した。これには政府はもちろん、多くの医学徒が驚き、日本の医療がいかに西欧に遅れているかを知った。

ベルツは病気の原因、起こり方、症状といったメカニズムを明らかにする病理学の教室の開設者ともなった。寄生虫学はじめ内科学、外科学、産科学など各種の分野における最新の情報がもたらされ、血清やワクチンといった生物療法剤の使用が開始された。全国の各都市には医学校や病院、衛生研究所が設立され、国民に公衆衛生の観念を植え付けていった。医師の免許は西洋医学を修めた者のみに与えられることを原則としたが、長年各地で医業を行った漢方医には内科医の免状を付与した。『片山記』の藤井もその一人である。

廃藩置県によって甲斐国は山梨県となったが、水腫脹満の勢いは変わらず、口碑も健在だった。

甲府市の中心街から東北に二里半（一〇キロ）ほどの所にある東山梨郡春日居《かすがい》村（笛吹市春日居町）。大菩薩の山々が連なる風光明媚《めいび》なこの農村は、山梨県の中央部、甲府盆地の東部に位置し、南西に流れる笛吹川によって潤《うるお》された水田の恵みを受ける温泉郷である。

　ここも水腫脹満の大流行地であったが、県は何の対策も打つ様子がない。そこで明治十四（一八八一）年の八月二十七日、春日居村の戸長と同村の衛生委員の両名は、現在の県知事にあたる県令の藤村紫朗《しろう》に対して『御指揮願』と題する嘆願書を提出した。

『　御指揮願

東山梨郡春日居村　衛生委員

　右本村内小松組之内ニ水腫脹満等ニ罹リ候患者年々四、五名之多キニ至リ年来療癒之功験ヲ不見実ニ該地之人民不堪悲嘆ニ土地開業医師アルト雖トモ其ノ発病現出等ノ生スル原因不詳僅六十未満戸数ニシテ其域内東西ニ患ヒナク些々タル二十有五、六戸数中央ニ止リ現出セリ予テ其発病タル所以ハ水土身体ニ不適当ナルヤ否病根之原因ヲ今日ニ至テ究理スル不能啻《ただ》ニ荏苒《じんぜん》年月ヲ経過スル而已《のみ》嗚呼悲哉困苦不忍視ルヲ概略全村ノ図ヲ画シ区域ヲ付シ黄色ノ分タル地ニ限リ該病ノ発生タルニ付実地御検査之上何分ノ御指揮被成下度此段奉願候　以上

明治十四年八月二十七日

衛生委員　飯島　邦寧

戸　長　田中武平太

山梨県令　藤村紫朗殿』

原因もわからぬため、治療は何も施せず、村民一同は悲嘆にくれております。春日居村の半数が集中する小松集落では、ほとんどの家庭が水腫脹満を患っております。水や土に原因があるのか、と長く考えられてきましたが、医学の研究も発展しつつある今日では原因も究明できるのではないか、と思われます。地図も添えました。原因を調査し、対策を講じて下さい……「ああ悲しきかな、困苦視るを忍びず」と書かれたこの嘆願書には、住民の悲痛な叫びが凝縮されている。

県の衛生課からの返答の内容に村民は落胆した。「水腫脹満とはどんな病気か。重い患者がいたら医師に診察をさせ、具体的な病状を書いて差し出せ」という村民の気持ちをはぐらかす、頼りないものだったからである。あたかも「水腫脹満なる病気を初めて知った」と言いたげではないか。

藤村の回答を、県の衛生課がそのまま返答したものか、はわからないが、藤村が水腫脹満について詳細を知らなかったとしてもおかしくはなかったかもしれない。

当時、県令は地元の公選ではなく、明治政府が出身地を問わず任命していた。藤村は熊本藩出身で、明治六（一八七三）年一月に三十七歳で県令に着任している。明治二十（一八八七）年三月に愛媛県知事（県令が知事と改称されたのは明治十九年七月）に転じるまで十四年間、山梨県政を担った。

藤村は「文明開化」「殖産興業」の施策に積極的で、養蚕を山梨県の主要産業として確たるものとするべく、明治七（一八七四）年に製糸機器を導入した県営の勧業製糸場を甲府に設立した。明治九（一八七六）年には旧甲府城内に県営の勧業試験場を設ける。桑の栽培はもとより、アメリカ種のブドウを主とする多くの果樹など新たな農作物の導入、普及を目的とした試験栽培の開始だった。明治十（一八七七）年には勧業試験所内に葡萄酒醸造所を併設する。ブドウ栽培は全国の各地で試みられていたが、葡萄酒ことワインの醸造所を行政が設置したのは山梨県以外に当時はなかった。ワインのみならず、ブランデー、ジャム、ゼリーなども製造した。

これらの取り組みは後の山梨県の経済基盤を支える礎の原点となった、と藤村は功績を称えられることにもなる。甲州街道、青梅街道の改修整備にも取り組んだ若き県政のリーダーの藤村に対し、県民の信頼も厚かった。

積極的な施策で郷土の発展に取り組む傑物であるから、当然、水腫脹満を知っているだろう、と春日居村の戸長らが思っていても何ら不思議ではない。『御指揮願』を提出した春日居村では、県衛生課の返答からしばらく重症者は出なかった。返答から二年半後の明治十七(一八八四)年の二月二十日付けで、春日居村は『御指揮願』の時と同じく、戸長と衛生委員の連名で上申書を藤村に提出している。腹を膨らませた水腫脹満の病人がおり、至急、実地検査を、という訴えだった。県は三月半ばに調査員を二人、春日居村に派遣する。一週間滞在し、生活環境と食物について調べたが、取り立てて他の村と変わったところはない、と判断して引き上げていった。

一方、備後国から広島県となった広島では、『片山記』二編を著した藤井と並んで、熱心に片山病と取り組む医師が現れた。天保六(一八三五)年、神辺にほど近い安那《やすな》郡粟根《あわね》村(福山市加茂町)生まれの窪田次郎である。

彼は幼少より医師である父から「片山病を研究し原因の解明を行え。それが無理であれば、世の多くの人々にこの病の存在を知らせよ」と命じられていた。漢学と医学を修め、明治の初めに父の跡を継いだ。明治維新後、衛生業務を司《つかさど》る命を受け、コレラなど伝染病対策の巡回診療も精力的に行い、衛生観念を施した。

窪田は優れた啓蒙《けいもう》思想家でもあった。「日本の小学校教育は福山より始まる」と言われているが、これは学制が発布される一年前の明治四（一八七一）年に、窪田が私財を投じて男女、貧富を問わず七歳から十歳までの子どもに無償で普通教育を受けさせる「啓蒙所」を設立したことが契機だった。明治政府は啓蒙所を見学し、学制の発布を決定するが、このとき、福山には八十三の啓蒙所があり、五千九十五人が学んでいた。

窪田は福山地方では「次郎先生」と福沢諭吉のごとく尊敬を集め、願う理想のほとんどを実現させたが、片山病だけは思うようにいかなかった。父の教え通り、多くの人々に片山病を知らせるべく、福山や広島の病院に腹を膨らませた患者を入院させ、医師たちにも検討を促したが、原因の特定はもとより、治療法も皆目わからない。

窪田は、山陽地方で大きな部数を誇る全国紙の郵便報知新聞（後の報知新聞）に『片山記』の内容や自分の見解を投書して、全国の医師から意見を求めた。しかし、投書は、神辺や福山の人々、とりわけ年頃の息子、娘のいる家庭から縁談の妨げになるとの苦情と強い反発を招いた。藤井が高齢のため第一線を退きつつあった中、神辺の人々は、片山病の治療に際しては窪田の所に駆け込むが、片山病が他の地域に知られることを、この上もない恥としていた。

『嫁に行くときは棺桶を持っていけ』

水腫脹満に苦しむ山梨と同様、神辺に嫁に行くのなら片山病になるのを覚悟して行け、との口碑が福山周辺にもあったのである。

神辺の衛生委員は、藤井の書いた『片山記』と窪田の活動に注目し、広島県に対策を陳情した。明治十五（一八八二）年に広島県は『片山病調査委員会』を設立し、原因の究明に乗り出す。

要請を受け、広島県にやって来た多くの医師が藤井や窪田を訪ねた。『片山記』の執筆からおよそ三十五年。藤井は自ら案内を買って出た。腫れた腹の患者に聴診器を当てて診察する、西洋医学の観点から初の調査である。

医師団の診察により、片山病の死因がおおむね判明した。

まず、腹が大きくなった者は一様に脾臓《ひぞう》が肥大していた。脾臓は肝臓と胃の後ろ側にあり、大人の手のひら大で、古い血液の破壊が行われている。肝臓も大きく腫れるが、次第に収縮して肝硬変を起こし、腹水がたまる結果、死に至ると考えられた。血液の破壊は肝臓でも行われるので脾臓が腫れても生命に影響はないものの、人体において一キロ以上もある、体の維持に不可欠な肝臓が本来の機能を喪失することは致命的だ。

では、具体的な病名は何なのか。医師団はあいまいながら、片山病は「肝臓ジストマ」か「マラリア」の寄生虫病ではないか、と考えた。いつの時代であれ、医師は病人を診たとき、頭の中で、教科書に書いてある病気にあてはめて特定するものだ。症状から、いくつかの病名を想起し、患者や家族の話、その病気にかかった経緯、環境などを参考にして、消去方式で病名を決定するのである。

肝臓を収縮させ、肝硬変を起こし、腹水をたまらせる寄生虫病といえば真っ先に肝臓ジストマとよばれる肝吸虫症を考えるし、考えねばならない。腹水がたまらず、脾臓を肥大させるのはマラリアである。片山病で手足が黄色くなってゆくのは肝臓ジストマとマラリアによる黄疸《おうだん》と酷似している。だから、片山病は肝臓ジストマかマラリア、と推察された。しかし、当時の寄生虫学では病名が定まっていても、感染経路や原因、治療法は研究中のものが大半であった。

肝臓ジストマは、原因となる寄生虫に口が二つある。ラテン語で「ジ＝二つ　ストマ＝口」とのことでジストマと名付けられた。肝臓の胆管はじめ胆嚢《たんのう》などに寄生し、腹部を大きく膨らませ、黄疸を起こす。明治七（一八七四）年に、インドでイギリス人医師が一中国人の肝臓から世界で初めて長さ一・五センチ、幅三ミリ程度の細長い肝臓ジストマの成虫を発見した。日本では遅れること三年、明治十(一八七七)年、岡山県倉敷村(倉敷市)の一開業医・石坂堅壮《いしざかけんそう》によって地元の一農夫の体内から初めて肝臓ジストマの存在が確認された。後年になって、淡水産の魚類に寄生しており、生食することで罹ると判明したが、この当時は感染経路はまったく不明で、治療法も治療薬もなかった。

岡山に多く見られる腹が膨れる病気が、岡山との県境をなす神辺にあっても、何ら不思議はない。とはいっても、絶対の自信に裏付けられたものではない。医師団には疑問が拭《ぬぐ》えなかった。片山病はこれまでに教科書はもちろん、世界の医学が扱ったことのない病気ではないのか。肝臓ジストマであれば、手足のかぶれが起きてから病状が進む症例は聞いたことがない。マラリアだったら、二日あるいは三日ごとに必ず熱を出す、と教科書には書いてあるではないか。片山病では初期にしか発熱はない……。

明治十七(一八八四)年五月にはベルツも神辺を訪れた。窪田が案内をし、福山の病院で患者の診断を請《こ》うた。大家のベルツも、肝臓ジストマが片山病の正体であろう、と言うしかなく、片山病調査委員会は具体的な対策を進めることはできなかった。

4

二度にわたって『御指揮願』を出しながらも、期待に沿える対策を講じてもらえなかった山梨県の春日居村だったが、明治十九（一八八六）年になって、突然、国と県の調査によって忙しくなる。

きっかけは富国強兵を推し進める時代の中、徴兵検査官として東京から陸軍三等軍医の石井良斎が来県したことであった。石井は明治十八（一八八五）年十一月中旬から明治十九年一月初めまで、甲府盆地の各地で徴兵検査を行ったが、壮丁（成年男子、若者）に体格不良者があまりにも多く見られることに、ただならぬ疑問を感じた。

発育不良者が多く、年齢のみ重ねている者が少なくないのだ。十七、八歳というのに体格も顔付きも十歳前後である。髭《ひげ》も陰毛も生えていないばかりか、思考力さえも子どものままだ。風土病によるものか、と石井は詳しい調査の必要性を感じた。

徴兵検査の折、体格不良者に思うままに原因を書かせる。「飲み水が悪い」「水腫脹満という風土病が原因」と答えた者が大半であった。そこで、石井は水腫脹満と答えた者に理由を語らせると、圧倒的に飲用水との回答が返ってきた。仮にそれが正しければ「体格不良者は水腫脹満の病に冒された者、水腫脹満は心身ともに人間を破壊する恐ろしい風土病」ということになる。

石井は県側に報告し、二月に具体的な調査を行うことにした。県側は調査地区に『御指揮願』が出ている春日居村の小松地区を指定する。

石井は小松地区の住民の案内のもと、飲用水としている川の水の検査を行った。水腫脹満が見られない他の地区の飲用水も詳しく調べ、差異があれば、それが原因と石井は考えた。結果、小松地区の飲用水には、尿にも含まれるアンモニアが他の地区の水より多く含まれていることがわかる。

「アンモニアを含んだ〝不良飲用水〟が水腫脹満を引き起こす。不良飲用水を用いるのは危険この上ない。今後、小松地区では他の地区から水を運んで使用するように——」

このように石井は発表し、小松地区に看板を立てた。

軍医が関わった調査だけに、山梨県に水腫脹満なる病気があることは学会にも伝わった。

飲用水が原因、とされた小松地区は当惑する。飲むなと言われるのは、まあ、わかるが、農作業についての対策が何もない。米は不良飲用水で作られているからだ。春日居村は、郡役所を通じて県側に、もう一度、水を調べて頂きたい、と申し出た。

県側は郡役所を経た再検査願いを受け入れた。甲府の山梨県病院（現・山梨県立中央病院）より派遣された検査員が、五月と十二月の二回、小松地区の飲用水の全水路とすべての井戸水を検査し、他の地域とも比較検討した。結果は、石井のものとは相反した。

「不良飲用水が水腫脹満の原因である、とするのは早計である。多くの水は何ら問題なく、優良である。石井軍医が発表したアンモニアを含む川の水は二回検査したが、水の状態は二回ともまったく良好であった」

県側は春日居村に「安心せよ」と伝えた。とはいっても、住民の不安はなんら取り払われてはいない。水が安全であるのはいいが、二度の『御指揮願』を出した水腫脹満への恐怖はそのままなのだ。

飲用水が水腫脹満に関係ないのであれば、何が原因なのか。苛立《いらだ》つ春日居村は、翌明治二十（一八八七）年二月十日、三度目の『御指揮願』を県に出す。

県側も三度目とあっては、無下にはできない。今度の対応は早かった。十日後、山梨県病院院長が同院の医師一人を伴い、顕微鏡やら試薬やら道具を一式、馬にくくりつけて春日居村にやって来た。腹が膨れて動けぬ患者宅を往診した二人は、「内臓に原因がある、これは寄生虫病ではないだろうか」と診断した。

切開しないでそれを確かめるには、糞便《ふんべん》を顕微鏡で検査してみることだ。ここで何らかの仔虫《しちゅう》、あるいは寄生虫の卵が見つかればそれが原因と定められる。ドイツ式の最新の医学知識であった。

腹の大きい患者の糞便を針でなぞってスライドグラスに塗り、水を一滴垂らし、顕微鏡の倍率を一〇〇にして調べたところ、楕円《だえん》形で薄黄色の寄生虫卵が一様に見つかった。実際の大きさは、長さと幅は各々《おのおの》およそ〇・〇七ミリメートル、〇・〇四ミリメートルである。

二人はこの卵を見て、十二指腸虫に間違いない、と思った。当時の寄生虫学では、楕円形の卵といえば十二指腸虫、とされていたのである。十二指腸虫は鉤虫《こうちゅう》ともいう。平均〇・三ミリほどの細長い仔虫は、人が素足で歩いたり、農作業をしているときに皮膚から入り込む。体内に入った仔虫は皮膚の下を這《は》うようにして体内のあちこちを移動して腸に定住する。患者は貧血、下痢、知覚異常を起こす。血液を餌《えさ》にして成長し、腸内で交尾し、雌は多数の卵を産み、それが糞便に混じり、肥料として野外に放たれ、自然孵化《ふか》する。古来からある日本の風土病「若菜病」は、大根の間引き菜などの一夜漬けを食した後に見られる腹痛や嘔吐だが、これは野菜についた十二指腸虫の幼虫や卵が原因だ。

十二指腸虫と一度は確信しながらも、顕微鏡の下で楕円形の卵が次々と見つかっていくのにつれ、二人は疑問も抱く。腹に水が溜《た》まったりすることは十二指腸虫ではまず、あり得ない……と。顕微鏡の検査で見る限り、卵は十二指腸虫以外に考えられない。十二指腸虫の新症状か、と二人は思案したが、最新の医学知識に敬意を表して、以下のように県に報告した。

「水腫脹満の正体は十二指腸虫である。川の水には、十二指腸虫の卵が混入していることを当院は確認した。春日居村では今後、飲用水は煮沸済みのものを飲むこと。また、野菜や魚などは生で食せず、すべて熱を通してから食すこと。これは春日居村だけでなく県全体でも励行するべきである」

山梨の水腫脹満、広島の片山病は学会で比較的知られた存在となった。同一か別種かはわからぬが、共通しているのは、そこに住む住民が生き地獄のように恐れている病で、他の地では見られないことである。

明治二十一（一八八八）年、東京・済生学舎（当時の医学校）で、馬島永徳という医師が肝硬変で死亡した山梨県出身の患者の死体解剖を行った。肝臓を切開し、病変部を顕微鏡で検査していったところ、寄生虫の卵らしきものを多数認めた。寄生虫卵は、胃腸、膵臓《すいぞう》、脾臓からの血液を集めて肝臓に運ぶ静脈血管である「門脈」や胆管などには見られず、肝臓の内部のみに見られた。

卵は楕円形で、長さはおよそ〇・〇七ミリメートル。寄生虫の卵の中でも大きく、卵の殻（細胞膜）は厚い蓋《ふた》に覆われてはいない。肝臓ジストマの卵であれば一枚の膜が蓋の役割をしているから、肝臓ジストマの線は一応は消えた。馬島は教科書でも見たことのない寄生虫卵を目にし、図書館で数あるドイツ語の医学書に目を通し、肝臓に卵を産む寄生虫で肝硬変を引き起こす寄生虫を整理していった。

アフリカの「ビルハルツ住血吸虫《じゅうけつきゅうちゅう》」を馬島は疑った。文字通り、血管の中に住む寄生虫で、ドイツ人医師のテオドール・ビルハルツが一八五二年に発見したことから、この名前がついた。血液を吸って大きくなった成虫は肝臓の血管にも住むが、膀胱《ぼうこう》の血管に好んで住み、血尿を起こす。

ビルハルツ住血吸虫の卵は、文献によれば肝臓内でも見られるが、門脈や胆管に認められるのが一般的とある。馬島の解剖した患者においては門脈や胆管には認められない。馬島はこの病気は世界でも未発見の新寄生虫によるものか、と考えた。

この解剖の報告書には、肝硬変と水腫脹満の関係、患者の性別と年齢の記載は漏れて同年の『東京医学会雑誌』の第二巻十六、十七号（合号）に「虫卵ニ起因スル肝硬変ノ一奇症」と題して掲載された。解剖の対象が、山梨県から運ばれた患者であったが、水腫脹満の患者かどうかもわからずじまいとなった。

水腫脹満が肝硬変と関係がある……とは、これまで考えられたことではある。山梨の地元の開業医は、水腫脹満を風土病の意だろう、「地方病」と称し始めていた。地方病は肝臓や脾臓を肥大させ、末期になると肝臓は小さくなり、肝硬変へと移行して腹水症を引き起こす。肝硬変症とは一線を画する病気である、と主張されてもいた。であれば、馬島の論文を参考に山梨県出身者かはともかく、肝硬変に見出《みいだ》される不明の寄生虫卵が地方病の正体か、と考える学者が現れるのも不思議ではない。

日本のがん研究のパイオニアとして功績を残す帝国大学医科大学（現・東京大学医学部）の山極勝三郎《やまぎわかつさぶろう》が明治二十四（一八九一）年の『東京医学会雑誌』の第五巻七号に「肝硬変ノ一例」を寄稿した。

「肝硬変で死亡した患者の肝臓を調べたところ、肝臓内、門脈内に寄生虫卵を見つけた。卵は、肺結核と似た症状をみせる、肺に寄生している肺ジストマのもの」と肺吸虫症が正体と発表する。馬島と山極の発表は、水腫脹満の原因の不明さにさらなる拍車をかける。

また、明治二十二（一八八九）年、佐賀からの報告が医学界を混乱させた。

筑後《ちくご》川の中流域、福岡県久留米《くるめ》市と県境をなす、佐賀県の東の玄関口である養父《やぶ》郡旭《あさひ》村（鳥栖《とす》市下野町）から、腹が大きく突き出る奇病がわが村にある、と前年の明治二十一年に佐賀県に寄せられた。

県は一過性のものか、と無視したらしいが、問い合わせは止まなかったようで、八月、佐賀県令は佐賀公立好生館（現・佐賀県医療センター好生館）の堀内篤蔵を現地に派遣し、調査にあたらせた。

堀内の調査結果は「佐賀県下奇病々状」と題し、明治二十二（一八八九）年七月二十六日付けの明治政府発行の『官報』と同じく八月十日付けの『中外医事新報』第二百二十五号に掲載された。派遣した佐賀県が堀内の報告をまとめた体裁だった。「実地検査セシメタルニ薬液及器械ノ不充分ナルヨリ精密ノ探究ヲ得難キ趣ナレトモ伝染病中瘴気《しょうき》性地方伝染病ナラント云フ」と、原因は「瘴気性地方伝染病」と考察された。

日本語で「瘴気」と訳された言葉は「ミアズマ（miasma）」である。ギリシア語のμίασμαが語源で「汚染」を意味する。動物の死体、植物の枯死などの堆積物から発生する沼地の空気、葦などが生い茂る川原の草むらが発する湿り気も有した鼻を強く刺激する独特の空気がミアズマとヨーロッパでは考えられてきた。

病気の原因が科学的に解明できなかった時代は、あらゆる病気、ことに伝染病と称されるものの原因はミアズマにあるとされ、中でもマラリアは代表例だった。蚊が媒介する寄生虫病とわかっていなかった頃は、マラリアの原因は「悪い空気＝ミアズマ」による空気感染と医学に携わる者も考えていた。マラリア（malaria）は、古いイタリア語のmala＝悪い、aria＝空気、の合成語であることも一因だったろう。

「佐賀県下奇病々状」の報告における「瘴気性地方伝染病」とは、マラリア類似の伝染病の意に他ならなかった。

『官報』と『中外医事新報』は同じ文面だが、「……瘴気性地方伝染病ナラント云フ」の後に「猶ホ先般好生館ニ於テ治療法等研究ノ為メ同患者中重症ノ一人ニ治療ヲ施シタルモ其効ナク遂ニ死亡シタルヲ以テ成規ノ手数ヲ経テ局部解剖ヲ施行セリ……」と腹部の解剖の詳細も報告した。現地調査で出会った患者を入院させたらしい。

患者の死亡時の年齢は十歳。明治十九（一八八六）年の春以降、肝臓、脾臓が肥大したという。食欲不振、全身の倦怠感から極度に衰弱し、肝臓、脾臓はさらに肥大して腹水を抱える容体となった。顔面蒼白、痩身でも「腹肚ハ膨満甚シク」で、これが奇病と伝えている。

明治二十五（一八九二）年五月、第五高等中学校（現・長崎大学医学部）教授の栗《くり》

本東明《もととうめい》が、筑後川の対岸となる福岡県久留米市に在住する医師の協力を得て旭村で調査を行った。

日本の狂犬病対策に大きな貢献を果たしたことで知られてゆく栗本は、同年八月刊の『東京医学会雑誌』の第六巻第十二号、同じく八月刊の『国家医学』の第四号に「佐賀県下奇病ノ原因発見記事」と題して報告を行った。

「佐賀県下養父郡旭村、字下野近傍ノ数村落ニ、地方病トナリテ猖獗蔓延スル一奇病アリ。余ハ去ル五月十日、養父郡下野村ニ至リ、実地ニ就キ探撿シテ、其原因ハ肝臓『ヂストマ』虫ナルヲ発見セリ」

冒頭で結論を報告してから、堀内の調査に基づいた『官報』と『中外医事新報』を読んだこと、五月八日に熊本で開催された九州医学会で前述の久留米市の医師が「所謂佐賀県下ノ奇病ニ就テ」と題して演説し、それを聴いて、自らも調査したいと思い立ち、十日に熊本を発って久留米に入り、「地方病アル旭村」に赴いたことにも触れている。「佐賀県ノ地方病ハ今日ニ至ル迄其原因不明ノ範囲ヲ脱スル能ハザリキ」と記したのは、堀内の調査で原因が特定されたわけではない、を意味するものだ。

栗本が「原因発見記事」と銘打ったのは肝臓、脾臓が肥大した患者を診察し、糞便に肝臓ジストマの虫卵を見つけ、佐賀の奇病は肝臓ジストマである、としたからだった。結論を導くにあたり、栗本は堀内のマラリア類似伝染病を否定した。肝臓ジストマ卵が見つかったからマラリアではない、とするのではなく、マラリアではないと科学的検査を行った上での結論としている。

栗本は患者を採血し、細心の注意を払って赤血球の内外を顕微鏡で精査したが、マラリアの原虫やその類のものは認められず、肥大している肝臓に問題ありや、と方針を転換して、糞便を検査したところ、肝臓ジストマ卵を発見した、と詳述した。

血中におけるマラリア原虫の顕微鏡検査を可能ならしめたのは、堀内の調査と栗本の調査の間の時期に、フランスの軍医兼病理学者のシャルル・ラヴランが一八八〇（明治十三）年に、アフリカのアルジェリアで、マラリア患者の赤血球内にマラリア原虫なる寄生虫が見られると顕微鏡下で発見し、「マラリアの原因はミアズマではない」とする見解が日本の医学界にも伝わったからと推測される。

ちなみにマラリアが蚊によって媒介されると発見されたのは一八九七（明治三十）年である。インド医務官でイギリスの内科医で外科医でもあったロナルド・ロスによるもので、ロスは翌一八九八（明治三十一）年には鳥を使った吸血感染実験でハマダラカ属の蚊がマラリアを媒介すると確かめ、人間への感染も確かめている。

「佐賀の奇病はマラリアではなく肝臓ジストマ」と栗本が発表した翌年の明治二十六

（一八九三）年になると、奇病は対岸の福岡県久留米市にもあることがわかる。腹が膨れる奇病を昔から久留米の人々は満腹から取って「マンプクリン」とよんでいた。

5

一時は神辺、福山に研究者が押し寄せたが、通い詰める学者はいなかった。『片山記』を著した藤井は明治二十八（一八九五）年、片山病の原因を知ることなく世を去る。享年《きょうねん》八十一であった。

甲府と東京・新宿を結ぶ中央本線が着工したばかりの当時、甲府盆地の各開業医宅には連日、死を目前にした水腫脹満《すいしゅちょうまん》の末期患者が、長い距離を厭《いと》わず、家族に付き添われて治療を乞《こ》うた。

末期の水腫脹満の患者に対して試みられる唯一《ゆいいつ》の治療は、太い注射器で水を何分の一か抜く「腹水除法」とよばれる外科療法だけであった。腹水と共にリンパ液や血漿といった各種の成分を含む体液も抜かれるので、注射針も太くなければ詰まってしまう。臍《へそ》近くに太い注射針を刺すが、患者の腹は堅くなっており、さほどの苦痛は感じない。

二十日に一度の割合で行われるこの処置では平均一升（一・八リットル）の腹水が抜かれる。処置後、気分的に軽くなり、いっときの爽快感《そうかい》を患者らは感じた。多い者では二升採る者もいた。体は骨に皮がついている状態だが、いくら抜いても、腹水はまたすぐにたまる。こうなればいつ死んでもおかしくはない。

田舎の開業医では大掛かりな手術はできないが、メスで切開して膿《うみ》を取り出すなどの外科療法は試みられるようになっていた。解剖や手術、メスといった医学用語は農村でも知られるようになり、メスで腹を切れば水腫脹満は治るのか、と問う者が少なくなかった。患者にすれば、腹を切ればたちどころに原因がわかる、その場で治療できる、と信じているのだ。ただ、仮に金を工面できても、手術をする勇気は患者にはない。当時は麻酔の技術が乏しいせいもあるが、メスで腹を切り、内臓を取り出すなど世にも恐るべきこと、ととらえられていた。

医師側にとっても、実際に手術は不可能だった。地方病の原因は定まらず、肝臓以外に内臓のどこに重大な問題があるかも皆目わからないからだ。原因さえわかれば、有効な治療法も考えられるが、水腫脹満の死体解剖を行わない限り、地方病の正体が何か、は永久に闇《やみ》の中である。

かつて済生学舎の馬島が肝硬変で死亡した山梨県出身者の解剖を行ったことはある

が、それが地方病によるものかどうかは定かではない。いずれにしても、山梨県においては地方病による死亡患者はもとより、他の疾病で死亡した患者の解剖すら行われていないのは確かだった。

患者の死後、家族の了解がまず得られない。解剖といえば、江戸時代は小塚原、鈴ケ森などの刑場で処刑された罪人の死体で行われてきた。明治になってからは東京の病院で死亡後、家族の承諾を得て行われている。山梨では地方病の患者、家族とも生前に死後の解剖を申し出ることはなかった。威勢のいい男子ですら、死んだ後とはいえ解剖されることに対しては、極度に脅えたと言われている。

西山梨郡清田村（甲府市向町《むこうまち》）の向《むこう》集落に「杉山なか」という五十歳を超えた女性がいた。清田村は甲府盆地の中央部に位置し、石和《いさわ》温泉にほど近く、笛吹川の支流の平等川沿岸の肥沃《ひよく》な農村地である。ここも地方病の流行地であり、農婦のなかも宿命を負った。明治二十九（一八九六）年の六月から何度となく、往診を頼み、腹水除法を行ったが、病状は一向に改善しない。元気よく働けた頃の体格は面影もなく、腹が突き出て痩せ細っている。女ばかり四人ももうけ、孫もできた。一家ではどういうわけか自分だけが水腫脹満である。

なかの診察をしていたのは、清田村の隣村となる石和村（笛吹市石和町）で開業する吉岡順作であった。吉岡は真面目《まじめ》な医師であった。患者によっては診療費は払ってもらえないこともある。吉岡もやりくりはけっして楽ではないが、病む者あれば往診し、快く診療費をつけとし、患者の家庭を顧みて取らないこともあった。薬は常に最高のものを患者に与えた。

自宅でふとんの上に横になり、腹水除法をするたびに、なかは自分の腹の中にある地方病の原因は何か、を考えるようにもなる。そこで、

「順作先生、地方病は何が原因なのですか」

なかはあるとき、吉岡にたずねてみた。鼻の下に髭を蓄えた吉岡の顔が厳しくなった。寄生虫が原因ではないか、と言われているが、実際のところはよくわからない。それには死体を解剖してみなくてはわからぬ、と語る。

吉岡の困った表情が、なかには強く印象に残ったのだろうか。ある日、親族を集めて、死後は解剖してもらう旨《むね》を話すに至るのである。死を予感したなかが、遺言を残すか、と思っていた親族は、死体解剖願いを聞いて仰天した。だが、悲壮ともいうべき決意を述べたなかに誰も反対せず、希望に添うことにした。

吉岡が執刀を依頼された。吉岡は泣きながら、この申し出を受ける。一開業医宅で本格的に解剖はできず、吉岡はなかの死体解剖の訴えを、山梨県では当時最高の設備

を誇る甲府の県病院に伝えた。生前に患者が解剖を申し出ることは当時としては空前の椿事《ちんじ》といっていい。

これが山梨県における地方病患者の解剖第一例であり、しかも解剖患者の第一例となる。県病院長、医師会は驚きながらも、その篤心《とくしん》をありがたく受け入れる。彼らは早速、なかの家を訪ね、命を救えなかった医療の貧困をわび、涙ながらに何度も感謝を述べた。

医師会は、解剖後は杉山家の菩提寺《ぼだいじ》である向集落の盛岩寺に「紀徳碑」の建立《こんりゅう》を約束した。なかは一族と相談、『死体解剖御願』を作成する。なかの気持ちを汲んで、一族が集まって文を考え、吉岡が代筆の労を取り、夫と親族の手によって県病院長に届けられた。

『死体解剖御願

西山梨郡清田村
戸主　杉山源吉養母
杉山なか　当五拾四年

私儀泰平ナル御代ニ生存スルコト已ニ数十星霜ヲ経過スルモ素ヨリ無教育ナルヲ以テ未ダ曾テ君恩ノ万分ノ一ダモ報ゼザルニ一朝病ノ為不帰ノ身トナランコトハ遺憾至極ト存候然ルニ不幸ニモ昨二十九年六月頃ヨリ疾病ニ罹リ悩ムコト甚シ、依ツテ早速ニ某医ヲ迎ヘ診ヲ乞ヒタルニ病名サヘ指示セザルヲ以テ其ノ后又二三ノ某医ニ診ヲ乞ヒタルニ是又前同様漠トシテ一ツモソノ要領ヲ得ズ、遂ニ荏苒時日ヲ経過シ同年十一月ニ至ニ病勢ハ漸々増進スルノミニテ毫モ減退セザル故最后諦メノ為同月下旬貴院ノ温厚篤実ナル御診察ヲ仰ギ充分ナル御鑑定ヲ得タルニ豈図ランヤ当地ノ近傍有名ナル地方病ニシテ未ダ病原ノ発見セザル最モ恐ルベキ疾病ナリ、是レマデ数多ノ該患者発見スルモ病原不明ノ為十中八、九ハ鬼籍ニ転ヅルノ不幸ニ接シタリト、妾事モ発病臥床最早殆ト一ケ年間ノ久敷ニ及ブモ素ヨリ病原不明不治ノ病ナルヲ以ツテ如何先生ノ百方御尽力且ツ御治療ヲ受クルモ日々衰弱ヲ増進スルノミニシテ到底恢復ノ見込無キハ勿論不日死亡ノ不幸ニ陥ルハ目前ナルヲ以テ、死后ハ是非共貴院ニ於テ解剖被成下充分ノ病源御発見セラレ以后該地方病ニ罹リ悩ム処ノ数多クノ諸氏ヲ助ケ、医学上永遠ニ妾ノ寸志ヲ遺保セラレンコトヲ懇願至候。依ツテ本日ヲ以ツテ戸主夫幷親属立合連署ノ上御願申上候也。

明治三十年五月三十日
右戸主　杉山　源吉
右夫　杉山　武七
右本人　杉山　なか
右親属　向山　太平
〃　戸沢　近太郎』

妾、には女性が自らをへり下る意味もある。妾事、は無教育の書き出しも意識してのへり下った表現なのであろう。

私は穏やかなる明治の世で数十年生きてまいりましたが、学問がないことから、未だに世の中に何の恩返しもできておりません。しかも、病気のため、もはや救われない身であることは誠に残念でなりません。昨年明治二十九年六月頃より病気の苦しみがひどくなったことで、早速、あるお医者様をお迎えして診て頂きましたところ、病名さえわからないとのことでした。二人目、三人目のお医者様もまったくわからない、とのことでありました。打つべき手もないままに時間が過ぎ、その年の十一月に至って病状はさらに重くなり、良くなる様子はなく、十一月下旬に貴院の誠実なご診察を頂きましたところ、なんということでしょうか、近隣界隈で恐れられている地方病とのことでございました。しかも、病原体は未だに発見されていない最も恐るべき病気であり、お医者様は、これまでに数多くの患者を診察してきたが、病原がわからないため、残念ながら、その多くが死を迎えた、とのことでございました。私も病臥して一年になりますが、もとより病原不明の不治の病のために、いかにお医者様に治療を尽くして頂いたとしても、日々、衰弱するのみで回復の見込みは到底なく、死は目前に迫っております。私の死後は是非とも解剖して頂いて病原を発見して頂き、以後は地方病に悩む多くの人々を救って下さいませ。私の体から病原を見つけられ、医学のために役立てて頂けますよう、本日、戸主親族の連名の上、強くお願い申し上げる次第でございます。

文中、当初診察した医師は診断がつかなかった、とあるが、この点は疑問と矛盾を残す。典型的な水腫脹満であり、甲府盆地の医師ならば、誰もが知っているであろう病気を吉岡が知らないわけがない。後年、ある医学者が「なかの解剖が後世に顕賞されることを考えた吉岡が、県病院に花を持たせるために、ある程度の作り話を含めたのだろう。県病院で診てもらって初めて水腫脹満であることがわかった、という部分にそれが強く窺《うかが》える」と唱えたが、真偽のほどは今も謎《なぞ》である。届け出た翌日からなかは昏睡《こんすい》状態となり、死体解剖御願が遺言となる。なかは六日後の六月五日に死亡した。解剖は六日に行うことになったが、医師のあいだで「山梨県初の解剖例」の噂《うわさ》が広まり、見学申し出が三十人余りも殺到した。県病院の手術室ではとても入り切れず、杉山家も見学を申し出たこともあり、盛岩寺の境内ににわかの解剖台が設置された。

盛岩寺には、五日の夜から医師が人力車を連ねて集まり、県病院からは顕微鏡など道具が運ばれる。晴天に恵まれた翌朝、医師の数は四十人を超えた。これは県内の医師の八割強であった。

ただならぬ出来事に村人は驚き、住職に聞くと「解剖」とのこと。怖いもの見たさの好奇心が村人をあおり、寺の庭を埋め、木や塀、さらには寺の屋根に登り、解剖を見守る騒ぎとなった。

解剖の執刀は約束通り、県病院長の下平用彩《しもだいらようさい》と村上庄太という若い医師の二人によって午後二時より行われた。日没は午後七時、それまでに終わらせねばならない。二人を取り囲んで吉岡ら数人の医師が凝視し、状況によっては助手を務めた。騒いでいた見学者も、腹が開かれ、赤くくすんだ肝臓が見えると途端に静まりかえった。

肝臓、胆嚢、胆管、十二指腸の組織が切り取られ、顕微鏡で病変部が調べられる。周りの医師も見る。これらの内部におびただしい寄生虫卵が見えた。医師たちは各臓器を徹底的に調べたが、母虫は見つからず、なかの遺言には添えなかった。解剖は午後六時半に終わる。何の寄生虫病か特定はできないが、地方病が「寄生虫病」であることはこれでほぼ明らか、となった。なかの臓器は、酒精（エチル・アルコール）につけられて県病院に保存される。当時、ホルマリンは未《ま》だない。

八日付けの山梨日日新聞はこの様子を「死体解剖の模様」と報道した。

なかの願いが通じたのか、山梨県内でしばらく静観されていた地方病への追究が活発になった。軍医の石井が徴兵検査のため、再度の来県をした。一等軍医に昇格していた石井はかつての体格不良者の原因がどうにも気になっていた。不良飲用水が原因と以前は考えたが、杉山なかの死体解剖から、どうも寄生虫病らしいことが見えつつある。体格不良者をもう一度検査したかった。

中巨摩《なかこま》郡、北巨摩郡において平均二十歳の若者を二百人あまり検査したところ、三分の一ほどに腹の膨れと肝臓の肥大が認められた。しかも、この肝臓肥大者の身長は大部分が四尺八寸（一四五・五センチ）以下であり、思考力も子どもと変わらない。

体格と身長が全国平均という者の中にも問題はあった。顔の風貌《ふうぼう》が十歳前後にしか見えない者が少なくないのである。

前回の徴兵検査のときと様子が酷似していた。山梨の若者は幼児期から地方病の影響を受けている、と石井は県に報告する。

石井の報告に追随したように、中巨摩郡の一開業医・小沢鹿十郎は県医師会報に、地方病の疫学《えきがく》を寄稿した。小沢は、この病気に罹患《りかん》した初期より肝臓、脾臓は腫《は》れるが、痛みや苦しみなどの違和感がなく自覚症状がないため、初期で医者にかからず、腹が膨れるなどの末期症状となって初めて医師を訪れる、と書く。まとめとしては以下のようになる。

『地方病は本県中央の甲府盆地の一帯に多く見られる。甲府盆地は広大で、丘陵の上部、平野部、平坦《へいたん》部と高低があり、一定してはいないが共通するのは笛吹川、釜無川の支流を引いて水田に供し、飲用水として使っていることだ。腹水を呈する患者は大部分が農民である。商人など中等以上の富裕者には稀《まれ》である。石井軍医のかつての報告のように飲用水が原因か、医学雑誌を賑《にぎ》わせている新寄生虫卵が原因かはわからないが、いずれにしても、地方病を引き起こすものがこの地にあり、ある物質が媒介して、人体に侵入し引き起こしているのであろう』

翌明治三十一（一八九八）年になると、新寄生虫卵の新知見が発表される。それは、東京在住の金森辰次郎という一医師によるものであった。金森はまったくの偶然から、山梨県西山梨郡山城村（甲府市山城）の出身で、肝硬変で死んだ三十三歳の農家の女性の解剖にあたった。

甲府盆地の農婦の肝硬変ということで地方病が疑われた。結果、肝臓内に寄生虫卵を見つける。顕微鏡で見ると、これが噂の新寄生虫卵か、と考えられた。楕円形のこの卵をスケッチし、細部まで観察を重ねてみた結果、これまでに発見されたことのない寄生虫卵である、と確信した。

肝臓内の寄生虫卵を肺ジストマと発表した東京大学の山極の論文を見ると、肝硬変の状態や寄生虫卵の特徴がほぼ同じである。しかし、いま見た寄生虫卵には殻の外に蓋がない。寄生虫学では、顕微鏡の下で見る卵の特徴として、卵の外に蓋があるかないかは大切な識別法だ。しかも、蓋がある寄生虫卵は肝臓ジストマと肺ジストマの二種類しか、当時は知られてはいない。蓋があればこのうちのどちらか、となる。であれば、山極は蓋がないのを見落として、肺ジストマと考えたことになる。

この山極の論文、馬島が済生学舎で行った解剖の論文、佐賀で栗本が患者を診察した論文を照らし合わせて金森は同年二月に発行された『顕微鏡』第二十一号、第二十二号（合巻）で「腫瘍ノ原因追加」「一新寄生虫卵ニ就テ」と二つの論文を発表した。

金森は山梨の地方病と、佐賀の奇病は同一の病気、しかも新しい寄生虫病であることを提起したかたちとなり、医学界の注目を集めた。

第2章　猫の名は〝姫〟

1

甲府の市街地から南におよそ一里（四キロ）、笛吹川と釜無川が接近して流れる甲府盆地のほぼ中央部、水田と桑畑が広がる中巨摩郡大鎌田《おおかまだ》村（甲府市大里町）に三神三朗という明治六（一八七三）年生まれの二十代半ばの若い開業医がいた。東京・済生学舎を卒業後、帰郷し開業した彼は朝早くから深夜まで診療に明け暮れていた。

地方病の治療への情熱は大きく、腹水除法の手際《てぎわ》はよく、午前七時過ぎの診療開始を待って、陽が昇る前から患者が三神医院の門前に並んだ。冬場に患者を待たせるのは可哀想《かわいそう》だ、と三神は患者が門の前に立った午前五時頃から診療を始めた。宴席に招かれても「急患があるやもしれませんので」と酒は絶対に受け付けず、止《や》むなく酒席に出る折は茶を入れた徳利を持参した。吉岡順作と同様に最高の薬を患者に与え、診療費の滞納をする患者も多かったが、督促は一切しない。高齢の患者の中には家族の都合で付き添いのないこともある。三神は患者の帰りの万一を考え、車夫を雇い、患者を送らせる。三神は村人から「地方病先生」とよばれて、厚い尊敬を集めていた。

三神も、水腫脹満《すいしゅちょうまん》の患者の糞便《ふんべん》を顕微鏡検査してみたところ、かねて噂《うわさ》の新寄生虫卵らしきものを見出《みいだ》していた。この新寄生虫卵を見て、これが地方病の正体、と三神は感じ、同時に明治十九（一八八六）年に軍医の石井良斎が不良飲用水が原因と提起した後、県病院が「地方病の正体は十二指腸虫」と報告したことを思い起こす。顕微鏡下で見るこの卵は、十二指腸虫の卵よりもやや大きく三神には感じられた。楕円《だえん》形の卵の幅は〇・〇四～〇・〇五ミリメートルとほぼ同じだが、縦の長さは大きいもので〇・〇九ミリメートル近くと十二指腸虫卵の一・五倍はあった。済生学舎で学んだ折に見た十二指腸虫の卵とは異なると自信を持って断言できるし、また、そこで学んだ種々の寄生虫卵とも違う。

三神も金森辰次郎と同じく、地方病の原因は十二指腸虫ではなく、未報告の寄生虫によるものと信じ、明治三十三（一九〇〇）年に県病院に対して「地方病＝新寄生虫説」を報告した。

三神の意見に対して、県病院は一患者の例をもって反論する。四十七歳で末期の水腫脹満の男性患者の糞便を定期的に検査したところ、十二指腸虫の卵は見つかったが、新寄生虫の卵とおぼしきものは一度として見られず、死亡後に解剖を行ったところ、肝硬変、脾臓《ひぞう》の浮腫が見られた、と。

つまり、これまで言われているように地方病は肝臓、脾臓の肥大を引き起こすが、糞便の検査を見る限りでは十二指腸虫が原因、と言うのだ。杉山なかの死体解剖を実施した県病院が、こう言うのは奇異なるものがある。翌三十四（一九〇一）年の山梨県医学会において、三神は改めて、地方病は新寄生虫卵によるものと提唱した。県病院側は再び反論、険悪な雰囲気が会場に流れる中、三神はこのように言っている。

「私がこれまでに診察した患者で、肝臓や脾臓を大きく腫《は》らし、腹水をためている地方病患者の糞便を検査しましたところ、常に十二指腸虫の卵より大きい新寄生虫卵を見出しました。十二指腸虫などで肝臓の肥大や腹水がたまることはありましょうか。地方病が、この新寄生虫卵を原因とし、成虫が肝臓、あるいは門脈など肝臓に関連する組織におり、そこで産卵していることはまず間違いない、と思います。もちろん、新寄生虫卵については、それが何であるかは、まだ誰も確かめておらず、今後の研究を待たねばなりませんが……」

居合わせた関係者の中には、三神を評価する者もいたが、疑問を捨てられぬ者も少なくはなかった。

三神は、さらにひとつの症例を発表して新寄生虫卵説を強調する。

大量に新寄生虫卵を宿す糞便をしていた青年が、かつて診察した中にいた。農家の生まれで、身長体重とも平均よりやや劣る発育不良の体格だった。彼は、親の背負った借金を返済するために、三年半前に港湾労働者として横浜港に働きに出たが、つい先日、村に戻って来た。三神は、病状が進み、腹に水がたまってもはや働けなくなり帰郷したのか、と考えたが、ある日、自分を訪れた彼には病状らしき面影はなく、健康そのものであった。

話を聞くと、帰郷は地方病が進行したわけではなく、借金の返済が済み、貯《たくわ》えもできて横浜で結婚することになり一時的に戻ってきたのだった。三神は彼から糞便をもらい受け顕微鏡で調べた。すると、かつて無数に見られた新寄生虫卵がひとつもない。一週間連続で彼の糞便を検査したところ、やはり新寄生虫卵は見られなかった。つまり、この青年の回復ぶりは、横浜での生活で体内にいた新寄生虫が肝臓を去ったから、と考えられる。

では、新寄生虫卵によるものであれば、どういう過程で地方病が起こるのか、と三神には質問が寄せられた。

これに対して三神は、新寄生虫はおそらく吸虫類に属すると思う、と話した。吸虫類とは人や各動物の肝臓や肺などの臓器や血管の内側に寄生し、血液を吸って大きくなる寄生虫の種類である。肝臓ジストマや肺ジストマも吸虫類に属し、それぞれ肝吸虫症、肺吸虫症ともよばれる。

「吸虫類が卵から孵《かえ》り、成虫になる一過程の段階であるセルカリア、いわば幼虫の過程にあたるものが人への感染を引き起こすのではないでしょうか。農民に多く見られることも推測の一因です。水田や川などの水にセルカリアがおり、これが飲用水で経口感染するか、農作業のおりに水に触れて皮膚を通じて経皮感染するか、のどちらかではないかと思います」

三神は具体的に返答し、話を再度、横浜に移転した青年に戻す。

彼の場合は、体内にいた成虫が死んで肝臓から去って、老廃物となって体外に出された。農業から離れたため、セルカリア（cercaria）による再感染の機会がなく、自然に治癒《ちゆ》した。もし、山梨に住んでいれば水に触れる機会が多いため、再感染して症状が間断なく続き、重症に向かってゆく。農民に患者が多いのはそのためであり、適当な治療薬もない現在、腹が膨れていない患者であれば転地療法が地方病には有効ではないか、とさえ提案した。

いずれにしても、新寄生虫卵に原因を帰するのであれば、これが原因と特定される虫体の発見がなされなければならない。学会は意見の一致を見ず、閉会となる。学会長は言った。

「肝臓の肥大が新寄生虫によるものかは極めて重要な問題であり、これは斯界《しかい》の研究者の意見を直接、聞いてみなくてはなるまい。来年、甲府でこの点に絞った学術会議を開催する」

さて、広島では、明治二十八（一八九五）年に藤井好直が、明治三十五（一九〇二）年に窪田次郎が死去し、その遺志を継いで、片山病に地道に取り組む医師がまた現れていた。片山から四半里（一キロ）ほど北の深安郡中津原《なかつはら》村（福山市御幸町）で開業する吉田龍蔵《りょうぞう》である。

京都府医学校（現・京都府立医科大学）を卒業後、吉田は明治三十四（一九〇一）年に吉田医院を開業した。当時、二十七歳と若かった吉田は、学士様ともてはやされた。医師として見ると多くの人々が片山病を患《わずら》っていることに吉田は驚いた。近くの尋常小学校の嘱託医も務める吉田は検便検査の結果、二割の児童が片山病を患っていることにもたまげる。検便検査においては教科書にない寄生虫卵の正体が片山病の正体である、と疑わず、体内に何らかの寄生虫がいるはず、と解剖の必要性を感じていた。

明治三十六（一九〇三）年の春、片山病調査委員会の委託を受けて、河西《かさい》健次をリーダーとする京都帝国大学医学部（現・京都大学医学部）のメンバーが調査に訪れた。このとき、河西は患者の糞便から吉田と同様に正体不明の寄生虫卵を見つけ、吸虫類の一種であろう、と語ったが、それが何であるかは突き止められなかった。

この報告に触れて吉田はさらに解剖の必要性を覚えたのである。

同年十一月、吉田はついに片山病で死去した患者を解剖する機会を得る。この月だけで、片山病により死亡した者は六人。そのたびに吉田は家族の許可を取り付けて、広島市の広島病院の内科部長を吉田医院に招き、診療室で解剖を行った。肝臓や腸から糞便に見られた寄生虫卵は見つかるが、虫体は見つからない。この頃から吉田は「解剖医者」「腹切り医者」と陰口を叩《たた》かれるようになり、比例して診察に訪れる患者が減ってゆく。なかなか見つからない虫体に内科部長が提案した。

「片山病が寄生虫病であるのは、もはや間違いないが、次回、解剖をする機会があったら、わが国を代表する病理学者に執刀してもらったらどうだろうか」

一刻も早く原因を究明したい吉田は快諾した。そこで斯界で知られる京都帝国大学の藤浪鑑《ふじなみあきら》に片山病の臨床症状を伝え、協力を懇願した。片山病調査委員会の委託を京都帝国大学が受けている点からも、藤浪に依頼するのは好都合である。参考として『西備名区』、『福山志料』、『片山記』の簡約、窪田次郎の新聞投書などを模写して手紙に添えた。

明治三（一八七〇）年、名古屋に生まれた藤浪は帝国大学医科大学（現・東京大学医学部）卒業後、同医科大学の病理学教室に入り、山極勝三郎に師事する。ドイツへの国費留学ではヨーロッパに社会医学・公衆衛生学を確立し、人類学にも多大な貢献をした病理学の最高権威のルドルフ・ウィルヒョウに師事した。公衆衛生学は衛生学ともよばれるが、当時、細菌学は衛生学に内包される学問であった。四年ぶりに帰国した明治三十三（一九〇〇）年、前年に創設された京都帝国大学医科大学の病理学初代教授に三十歳の若さで抜擢《ばってき》された。

藤浪は、河西から片山病のことは断片的に聞いていたが、『片山記』を読んで「このような病気があるのか。医学の進んだヨーロッパでも報告されていない病気である」と強い衝撃を覚えた、という。藤浪は、解剖を快諾した。

十二月中旬、腹の出た典型的な片山病患者が死亡し、吉田は早速、藤浪に電報を打つ。福山駅に降り立った藤浪は、細いフレームの丸眼鏡をかけ、背広に身をつつみ、いかにも洋行帰りという洗練された風格が漂っていたが、性格は気さくであった。

吉田は、これまでのデータを藤浪に提示して意見を仰ぐ。藤浪は肝臓周辺に虫体がいるのでは、と考えてから執刀、吉田が助手を務める。結果、肝臓に寄生虫卵が見つ

かったが虫体は見当らなかった。顕微鏡検査で虫卵を観察した藤浪は、

「これは吸虫類の一種です。これまでにない新種の寄生虫卵に間違いはありません」

と断定的に話し、解剖する機会を今後も頂ければ、と頼んで京都に戻った。

翌明治三十七（一九〇四）年は二月に日露戦争が開戦した年である。この年、医学界は大きく沸くことになる。

2

藤浪が『京都医学雑誌』の第一巻第一号に「備後国ノ地方病所謂《いわゆる》『片山病』ノ病理解剖ニ就テ」を発表したのは明治三十七年の四月である。同じ四月は六日、丸眼鏡を掛けた中年紳士が甲府駅に降り立ち、駅前から人力車に乗った。人力車は、甲府駅からおよそ四十分のところにある、中巨摩郡大鎌田村の三神医院に向かう。三神邸は門構えが立派な旧家で広い。この日も地方病の患者がひっきりなしに出入りしている。診療の手を休め、出迎えた三神と中年紳士は二年ぶりの再会を喜んだ。三神は中年紳士が滞在中の五日間、離れ座敷を提供し、また、三神家の車夫を遠慮なく足とするよう申し出た。中年紳士は好意に甘えることになった。

池のある裏庭を通り、二階建てで障子玄関の離れ座敷に旅装を解く。二日前に岡山から寝台車で揺られ疲労もあったが、早速、面会の予約を入れてある県病院を訪問するため、三神邸を飛び出す。

この中年紳士、岡山医学専門学校（現・岡山大学医学部）の病理学の教授で、名前を桂田富士郎《かつらだふじろう》という――。

桂田は慶応三（一八六七）年、加賀・大聖寺《だいしょうじ》（石川県加賀市大聖寺）の出身。石川県立金沢医学校（現・金沢大学医学部）を明治二十（一八八七）年七月に卒業後、ベルツが教える帝国大学医科大学の病理学教室に入った。明治二十三（一八九〇）年から、岡山医専の前身の第三高等中学校医学部に病理学と法医学の講師として赴任、三年後に教授となり、明治三十二（一八九九）年五月から二年間、ドイツに国費留学し、フライブルグ大学で研鑽《けんさん》した。

赴任直後から岡山で地方病とよばれ、多く患者が見られる肝臓ジストマ、肺ジストマの研究を行っていた。地理的に隣である広島・神辺の片山病については耳にするだけで、研究を依頼されたこともなかったが、肝臓ジストマ、肺ジストマの権威である桂田に山梨県から来県の要請がかかったのである。

それが明治三十五（一九〇二）年の四月、山梨県病院で行われた山梨県医学会主催の「山梨県ニ於ケル一種ノ肝脾（肝臓・脾臓）肥大ノ原因ニ就イテ」という学会だった。問題となっている地方病の肝臓、脾臓の肥大と新寄生虫卵との因果関係を検討する会議であった。この頃、山梨県の医療関係者は「水腫脹満」「地方病」と称されていたこの疾病《しっぺい》を「肝脾肥大症」と呼んでいた。

会議には桂田、肝硬変患者から寄生虫卵を発見していた東大の山極、佐賀で患者を診察し、長崎医学専門学校（現・長崎大学医学部）の教授となっていた栗本東明らをはじめ、山梨県側からは杉山なかの解剖を執刀した一人である県病院の村上庄太ら一般開業医も多く参加した。なお、山梨、佐賀の病気は新寄生虫卵を原因とする同種のもの、と提起して注目を集めた金森は都合により欠席している。

杉山なかの標本の観察、各種の寄生虫卵の見学の後、活発な討議が繰り広げられたが、まとまった結論はこの学会でも出ない。金森や三神の言う十二指腸虫卵より大きい新寄生虫卵説から始まり、おなじみの十二指腸虫説、肝臓ジストマ説が上がり、揚げ句には、農民に多く見られることから一種の貧乏病ではないか、集落や地区での近親結婚が原因の遺伝病だろう、といった意見まで出た。

意見を求められた山極は、かつて報告した肝硬変患者から見られた寄生虫卵を肺ジストマ説と唱えたことには触れず、

「本県に見られる肝脾肥大症を、十二指腸虫など回虫卵によるものと診断される先生がいらっしゃるが、そうと仮定すれば全国各地に流行地があっていいはずであります。同様のものが、広島県の片山、筑後川の中流域のみに見られるのは腑《ふ》に落ちません」

と答えた。山梨県病院の村上も述べる。

「山梨に十二指腸虫の患者が多いといっても、問題の新寄生虫卵がすべて十二指腸虫卵かどうかは極めて疑わしい。山梨、佐賀、福岡の肝脾肥大症が、新寄生虫卵によると提唱された金森先生の意見を重んじて、その解明をするべきでしょう」

県病院のある医師が挙手する。村上の意見を支持し、自ら肝脾肥大症の患者二人を解剖し、これらの組織を入念に調べた結果、多くの寄生虫卵を見つけた報告をした。

「金森先生の述べられた新寄生虫の卵と条件、大きさと寸分違《たが》わず、十二指腸虫卵と異なり、これまでに見たことのないものでした。これが原因と考えてよろしいと思います。金森先生の執刀された患者も山梨県の方でした。これを裏付けましょう」

ここで県病院側からはまた別の医師が挙手した。

「いろいろと意見は出てはおりますが、本県の肝脾肥大症は、患者の症状、予後から見て肝臓ジストマに類似しており、虫卵もまさしくそれであります」

と言い切る。同じ病院でありながらも派閥があるのか、意見の統一性がない。栗本はこの意見に同調し、佐賀の例を詳細に説明する。

肝臓ジストマ、肺ジストマの権威である桂田は、以下のように発言した。

「この山梨県に、寄生虫を原因とする肝脾肥大症が見られることは自明です。これを肝臓ジストマに帰するとすれば、一刻も早く死体解剖によって肝臓組織に肝臓ジストマの成虫を見つけること、あるいは、肝臓ジストマ卵を見つけねばなりません。成虫も虫卵とも現在まで見つかっていないのですから、肝臓ジストマが原因と決めつけるのはいかがなものでしょうか。今後、発見に向けられる努力に期待しております」

学会後の懇親会で桂田は三神と面識ができた。桂田は改めて、地方病が肝臓ジストマということはまずない、肝臓などに見つかった卵は蓋《ふた》がないことから新しい吸虫類が原因だ、と力説した。三神は、糞便検査で見られる十二指腸虫より大きい寄生虫卵が孵《ふ》化《か》し、水中ではセルカリアとして活発に泳ぎ、それが人間に感染する、農民に多く地方病が見られるのはそのためではないか、と語る。もちろん、横浜に移転し、戻って来た患者の話もした。

肝臓ジストマの研究に打ちこむ桂田だが、初めての山梨出張と非常に優れた意見を持つ一開業医の三神との出会いが地方病の深刻さを印象づけ、関心を大きくさせた。

岡山県の隣県は広島県である。片山病は山梨の地方病と同じものではないか、という意見も今回の学会で出た。岡山医専のある岡山市から神辺の最寄り駅の福山までは、山陽本線に乗れば片道一時間半ほどだ。地理的にも都合よく、一度行ってみたいが、京都大学の藤浪のグループが五年ほど前から研究調査地としているだけに行きづらい。一日で行ける筑後川一帯は、栗本の地盤である。

相手の縄張りは荒らさない——当時の学者にはこんな不文律があった。桂田が研究するとすれば、山梨しかないのだ。学会から岡山に戻ったが、教授の身は何かと多忙で山梨行きはなかなか実現できなかった。

二年後の明治三十七（一九〇四）年の三月、桂田に山梨行きを決意させる報告が入った。同年一月に栗本が甲府盆地で初めて地方病患者六人を実地に診察し、糞便検査で一人から肝臓ジストマの卵を認めた、というのだ。『東京医事新誌』第一三四四号に「山梨県ノ地方病ナル肝脾肥大症ニ就テ」と題して発表された。これまで地方病は肝臓ジストマが原因と唱えられていたが、実際に肝臓ジストマの卵が発見されたのは初めてである。栗本は、地方病の正体突き止めたり、と自信を持った。

「山梨の地方病の第一原因は肝臓ジストマと断定する。第二の原因は、既に報告されている肝臓など組織に見られる新寄生虫卵であろう」

この報告を桂田はおおいに訝《いぶか》しんだ。その訝りは地方病よりも肝臓ジストマに向けられていた。現時点では肝臓ジストマの感染経路、治療方法はまったく不明であり、自分も腐心しているが、肝臓ジストマの原因となる親虫を見つけることはたやすい。山梨の地方病の正体が肝臓ジストマであれば、毎年、地方病で死亡した者の解剖が行われる際、肝臓から発見されているはずだ。見間違いではないのか、と桂田は思うのだった。

電子顕微鏡が未《ま》だ開発されてはおらず、精度もそう高くない光学顕微鏡でしか見られない寄生虫卵は、部屋の明暗によってもはっきりと判断し得ない場合が多かった。十二指腸虫の卵であっても、それが既に死んでいるものであれば、生きている卵よりも小さく、変形もしており、他の寄生虫卵と取り違えることもある。

肝臓ジストマの研究者の端くれとしては、このたびは山梨に行かなくてはならん、と桂田は意を決した。仮に、地方病が肝臓ジストマであれば、自分は何かと力になれるだろうし、もし、そうでなければ限られた日程の中で原因を思案し、今後につなげる、という腹づもりであった。

桂田は即座に山梨県病院、山梨県医師会、そして、三神に手紙を送り、協力並びに情報の提供を依頼、大学には四月四日から九日間の出張を強引に許可させて岡山を発《た》った、というわけだった。

桂田は山梨において自ら解剖する機会があれば、と思い、県病院にも肝臓ジストマとの関連を話し、死亡患者を解剖したい旨《むね》を伝えたが、甲府での滞在がわずか五日では難しいようだった。往復の四日間の時間が実に惜しい。

そこで桂田は、瓶の中で酒精漬けにされている標本を見せてもらった。肝臓や小腸、大腸など、切開され検査済みではあるが丁寧に保存されている。これらの組織を入念に観察したいと申し出た。解剖時には見つからなかった肝臓ジストマの成虫や虫卵を見つけることも不可能ではない。酒精は組織の腐敗を防いで保存するため、組織も変色し、解剖時に比べると堅く、メスの通りは悪いが、死亡時の状態であることには変わりない。

県病院は承諾し、三例の標本を桂田に提供した。第一例は、あの杉山なかのものだ。これを見るのは前回の出張に続いて二度目である。第二例は前回の出張の際に県病院の一医師が「組織に多くの寄生虫卵を見つけ、それは金森先生の述べられた新寄生虫の卵と条件、大きさ寸分違わぬもの……」と発表したものだ。第三例は昨年明治三十六（一九〇三）年十月に解剖されたもので、これも肝臓に新寄生虫らしき卵が見つかっている。

桂田は標本と必要な薬品を借り受け、人力車に乗せて、夕刻、三神邸の離れ座敷に運び入れた。顕微鏡を三神から借り、早速、ランプを灯して翌七日の朝まで検査した。

三例すべて肝臓内に〝新寄生虫〟のものとおぼしき蓋のない寄生虫卵が大量に見つかる。第二例では腸壁の内部にも卵が見つかり、第三例では肝臓内に肉腫（今日で言うがん）らしきものが見つかったが、卵との関連はつかめなかった。

朝、桂田は三神に結果を伝える。三神は桂田の検査した標本を顕微鏡で見て、

「私が『十二指腸虫卵よりも大きい新寄生虫卵』と提唱したのは、まさしくここに示されたものです」

と確認し、長年にわたって蓄積した己の検査記録も桂田に示した。

肝脾肥大の患者を診察し、糞便を検査したいので流行地を教えて頂きたい、と桂田が頼み込む。その日の午後、桂田は紹介された村で診察を行う機会を得た。集まった患者は男女併せて十二人。みな、腹が大きく膨れていた。彼らの糞便を三神邸に持ち帰り、顕微鏡で覗《のぞ》いたところ、五人から標本で確かめたものと同じ寄生虫卵が見つかった。

「これは肝臓ジストマではない。まったく新しい病気である」

桂田はもはや疑わなかった。

ただし、全員腹が膨れているのだから、全員から卵が見られると思いきや、五人か

らしか見つからなかったことに、桂田はやや疑念を感じた。これには三神が、

「水腫脹満の患者の糞便には常に寄生虫卵が見つかる、というものではないようです。ですが、下剤を用いた場合には確実に出てまいります」

と興味深い意見を述べた。

3

桂田は顕微鏡の倍率を百倍から四百倍に上げた。これまでに培《つちか》い、ドイツ留学で得た鑑識を頭の中で総動員して、新寄生虫卵の正体を追う。この卵には蓋がない。

既にヨーロッパの学者によって、肝臓ジストマや肺ジストマが属する吸虫類は卵に蓋があり、しかも一個の細胞膜によって囲まれた卵の殻の中に繊毛を備えた幼虫状態「ミラシジウム（miracidium）」であることが確認され、これが吸虫類の〝決定的な特徴〟とされていた。

桂田は推理する。この卵には蓋がない。卵の形態から考えれば、アフリカ、中近東に分布するビルハルツ住血吸虫に似ているが、それにしてはやや小さく感じられる。おそらくはビルハルツ種とは違う、未発見の「住血吸虫」と仮定できるのではないか。

しかも、雌雄は同体ではなく、雄と雌が別々にあるのではないか。卵に蓋のある吸虫類は雄、雌が一緒になっている同体で自己産卵する能力がある。肝臓ジストマや肺ジストマがその種類で、卵に蓋があり、雌雄の区別はなく、どちらの性器も備え、自己生殖を行う。

一方、蓋のないビルハルツ住血吸虫は多くの動物のように雄と雌が別個にあり、産卵の際には交わる。この寄生虫卵にも蓋がないことから雌雄異体、別々にあるはず、とまず考えた。下剤を使用した場合、寄生虫卵が多く出ることへの推理も働く。成虫の母虫はおそらく、胃や小腸、大腸といった消化管を常の住処《すみか》にしているのではなく、消化管の壁や消化管に付属する臓器の中に住んでいるのではないか、と。

そこから、桂田の推理はさらに飛躍する。水腫脹満の原因となる母虫が吸虫類の一種と仮定すれば、この虫は人間以外の宿主、猫、犬、牛、馬などの家畜にも寄生する、と言えそうだ。専門用語で「人畜共通感染」というが、肝臓ジストマ、肺ジストマといった吸虫類ではこの事実が認められ、桂田は自らこの例をいくつも確かめている。広島の片山病が山梨の地方病と同一のものかは不明ながら、症状は似ている。同じものと考えれば、『片山記』の「牛馬亦然」の一節は、家畜も片山病にかかる、という人畜共通感染を意味することになる。

　桂田は解剖の必要性を感じた。人体の解剖が望ましいが、今回の滞在では時間的に厳しい。家畜の解剖なら可能だろう。そこから、新しい寄生虫が見つかれば、それが水腫脹満の原因となる。

　三神に、この人畜共通感染説を話す。三神は納得した。確かに甲府盆地の農村部の家畜は他の土地のものよりも成長の具合が悪く、地方病が疑われていた。家畜の糞便を肥料として水田や畑に使うことで、糞便に混じった寄生虫卵が孵化し、人間は飲用水などを通して感染しているのかもしれない、と三神は自説を主張した。

　三神の意見にうなずいてから桂田は、

「三神先生、野良猫《のら》か野良犬を解剖したいと思います」

と世話を頼んだ。即座に三神は車夫を呼ぶ。車夫に取りに行かせるのか、と思った桂田だったが、三神が車夫に言い付けた言葉は、意外なものだった。

「姫を連れてきてくれ。今、直《す》ぐにじゃ。娘と遊んでいようともかまわぬ」

　三神の言葉の意が桂田には飲み込めない。しばらくすると車夫が襖《ふすま》を開ける。すると、毛色は白、茶色のぶちがある瘦《や》せた猫が、ナーゴとやや低い声で小さく鳴き、三神の元に寄った。三神が愛撫《あいぶ》すると、気持ちよさそうに喉《のど》を鳴らす。姫、と三神が言ったのはどうやら、この猫の名前らしい。三神は、可愛《かわい》がっている猫を解剖に使うよう申し出たのであった。

桂田は面食らう。当然であろう。姫と名付けられているぐらいであるから、さぞや大切にされているのだ。恐縮しながら、

「御愛玩《あいがん》の猫ではなく、野良猫で結構です」

と断ろうとするが、三神は遮った。三神が提供するにはわけがあった。

姫は名前の通り雌で、生後直後、親戚《しんせき》よりもらい受け、家族の一員となって十一年目。十一歳のわりには体格は虚弱である。毎日十分な餌《えさ》を与え、屋敷の中や庭を運動しているのだから、もっと肉付きよく丈夫であっていい。今、人畜共通感染の説を聞いた三神は、姫が地方病に冒されているのでは、と疑い、地方病に冒されているとすれば、もはや救われる術《すべ》はない、と悟ったのである。

桂田は、肝臓ジストマの研究で猫を何匹か解剖していた。いずれも年齢は十歳に満たぬ体格不良ばかりだった。対照的に肝臓ジストマの流行がない地域の猫も解剖したが、その猫は六、七歳でも肉付きがよく肥満していた。

客観的に見て、三神が抱いている姫は間違いなく地方病に罹患《りかん》している、と桂田は判断できた。ためらう桂田に三神はこう声を掛けたと伝えられる。

「どうぞ、桂田先生、姫をお使い下さい。近々に地方病で死ぬのであれば、先生の手

によって解剖されるのは姫も本望でしょう。これも、地方病解明を願って死んだ杉山なかの霊を慰めるのではないでしょうか。猫は化けると申しますが、姫は逆恨みするような猫ではございません」

桂田は深く頭《こうべ》を垂れた。その日の晩、三神は家族に姫の解剖を話すと、みな同意した。桂田は姫の大好物であるという干物《ひもの》を買い、たっぷりと食べさせて慰めとした。

翌九日、姫の解剖は三神の研究室で行われた。アルコールを蒸発させた空気を姫に吸わせ、眠らせる。瞼《まぶた》を閉じたことを確認するや、桂田は先が細く研がれた鋭利な手術用のハサミを姫の首に一気に差し込んで、素早く頸動脈《けいどうみゃく》を切断した。ブチッ、という強い手《て》応《ごた》えの瞬間、姫は絶命した。姫を仰向けにし、腹にハサミを入れる。皮膚と肋骨《ろっこつ》をつなぐ筋肉を丁寧に切断し、腹の皮を左右に拡《ひろ》げて細い針で固定し、まず内臓の各部分を肉眼で観察する。一見して肝臓が目に付いた。表面はやや黒くくすみ、肥大している。かつて目にした健康な猫の肝臓とは明らかに一線を画する。表面の一部にメスを入れた。すんなり通るはずのメスの先端が力を込めなければ入らない。切断面をルーペ（虫眼鏡）で見ると、灰色を呈していた。

肝硬変の初期症状、と桂田は判断、地方病の感染の疑いを深め、肝臓に多数出入りする血管の内部を片っ端から調べ上げることにした。とはいっても、各組織を取り出して、丁寧に観察するにはやはり岡山の自分の研究室でないと何かと不都合も生じ、粗雑になってしまう。

肝臓に感染しているのは自明、と三神に報告して、桂田は、肝臓はじめ内臓を一通り岡山に持ち帰ることにした。酒精の入った標本瓶に内臓を入れて十一日の早朝、甲府を発つ。岡山に戻った桂田であったが、肝臓ジストマの検査などで多忙の身となり、姫の標本に取り組むのは、五月半ばになる。

五月早々には、京都大学の河西により、片山病の一知見が報告された。藤浪の紹介で京都大学付属病院に入院した、肝脾肥大症を呈する片山病の患者の糞便を何度か検査したところ、これまでに報告されてはいない新寄生虫卵が発見される例が頻繁に見られた、とのことであった。

京都大学はこれが片山病の正体と張り切り、片山での検査を強化し、現地で二十九人の糞便検査を行った。このうち、七人が腹を大きくしている典型的な片山病患者だった。結果、七人中二人から京大付属病院の患者と同様の虫卵が発見された。京都大学は片山病は、学会で問題となっている山梨の地方病、佐賀の奇病、福岡のマンプクリンと同じものではないか、と提唱した。さらに河西は、これらの虫卵を二十五度前後の温水に投じると二十分ほどで孵化することまで確かめた。

山梨、広島、佐賀、福岡の病気がひとつのものとしてつながりつつあった。

桂田の観察は五月二十一日から始まる。肝臓に多くある血管をひとつひとつ開き、ルーペや顕微鏡で微妙な変化をも見落とさぬように集中力を高めて作業を行う。

探索開始から五日が経過した二十六日、桂田は肝臓から寄生虫卵を見つけ出した。それは、これまで人の糞便検査で見られた新寄生虫卵と同じものであった。桂田は「門脈」に観察を進める。胃で消化された食物は栄養分となって腸の毛細血管に吸収され、血液に乗って肝臓に送り込まれる。このとき腸と肝臓をつなぐのが門脈という太い血管だ。

門脈を調べていたときであった。十二指腸虫の成虫よりも一回り小さい長さ〇・八ミリほどで緩やかに湾曲した、やや灰色にくすむ白いミミズ状の虫体を見出したのである。門脈の組織と共に虫体をピンセットで取り出す。顕微鏡にかけて調べると、口や肛門《こうもん》を備えており間違いなく寄生虫である。寄生虫の体を詳細に調べるのに用いる「リチオンカルミン」という染色剤で染めてみると、細部が明らかとなった。口は吸盤状で、口からやや離れた腹部にも吸盤がある。体の真ん中は深い溝を形成している。口は咽頭《いんとう》を退化させ、そのまま食道となっていた。体の表面には無数の小さな棘《とげ》があり、口にも吸盤にも棘が見られる。

卵の観察において桂田が推理したことは的中していた。二つの吸盤を口に見立てることから、今、見られるこの寄生虫は「住血二口虫」と判断された。形態的に近いビルハルツ住血吸虫にも雄と雌があり、雄の成虫には吸盤が二つある。

体の溝はビルハルツにも見られる、雌を抱き抱えるための抱雌管だろう。この虫体は雄のものだ、と桂田は確信を持った。推測の通り、この吸虫類は雄と雌が別々に存在し、産卵期には抱き合って門脈に寄生する。いま、見出した寄生虫は「日本においてこれまで記録されていない、雄の住血二口虫」ということがほぼ確定となった。

桂田は卵を含めた所見を詳細に執筆し、これを六月三十日発行の『岡山医学会雑誌』の第一七三号に「山梨県下ノ地方病ニ就テ」と題してまず掲載した。同誌を東京大学・理学部教授の飯島魁《いさお》に送付し、意見を求める。博物学の大家である飯島は、我が国の生物分類学の祖であり、最高権威指導者であった。東大在学中はアメリカの動物学者のエドワード・モースに師事し、大森貝塚の発掘にも同行した。ドイツ留学ではライプツィヒ大学で寄生虫学の権威のカール・ロイカルトに師事し、動物学を修めていた。明治三十六（一九〇三）年十二月には藤浪を通じて取り寄せた肝臓の標本から新寄生虫卵を見ていた飯島は、桂田の論文を食い入るように読んで、早速、分類に取り掛かった。

4

桂田の虫体の発見から三日後の五月二十九日の早朝のことである。片山の麓《ふもと》で五十三歳の農夫が、何者かに鎌《かま》らしきもので首、胸、背中をえぐり切られる、という事件が起こり、朝の神辺を震撼させた。早速、地方警察から往診の依頼が吉田医院に来た。男性の周囲には血がおびただしく、吉田が駆けつけたときには意識はなく、間もなく死亡した。農夫は片山病患者で、堂々たる太鼓腹であった。家族の話では、寝たきりになるのをおそれ、常に動けるように、とほぼ毎朝、自宅の周囲を太い杖《つえ》をつきながら散歩するのが日課で、片山の麓はその途中であった、という。所持金などなく、穏やかで恨みを買うような性格でないのにどうして殺されたのかはわからず、地方警察も困惑していた。殺人事件として扱い、司法解剖を実施すると警察は言い、遺体を運ぶ。このとき吉田は、

「司法解剖後、片山病の病理解剖をさせてはくれないか」

と申し出て、遺族にも懇願した。これまで解剖した誰よりも腹が大きく、藤浪先生にお任せすれば、と期待したからだった。警察も遺族も、また解剖医者の悪癖か、と

半ば呆《あき》れ顔となったが渋々承諾した。一度断っても、許可が出るまで頭を下げるのに辟易《へきえき》したからだ。

解剖を続ける吉田の「腹切り医者」との陰口はより大きくなっていた。患者はさらに減り、このままでは生活も危うい、と思う一歩手前まできた。役場や周辺の尋常小学校の嘱託医をしていることで一定の収入こそあるが、家族を養ってゆくには心もとない。解剖した結果は逐一、藤浪に報告したが、あるときは気弱になり、一家は吉田医院を閉じてブラジルへの移住を考えていることを記述した。藤浪は返信で、あなたがいなければ片山病の研究が進まない、と三歳下の吉田を強く慰留した。

吉田は警官に、片山病の原因は肝臓にあると考えられるから肝臓にメスは入れるな、とくどく頼み込み、藤浪に電報を打った。翌三十日の午後、藤浪は神辺に到着した。

司法解剖を終えた遺体が吉田の診療室に運ばれてきた。肝臓には縦横にメスが入れられ、一部は切除されている有り様であった。これでは観察も困難である。藤浪も必然、厳しい顔つきにならざるを得ない。それでも二人は解剖に着手した。死後から三十時間が経過していた。残った肝臓の内部から寄生虫卵がまず見つかる。そして、検査は門脈に及んだ。大した成果は得られまい、と二人は半ば諦《あきら》めていたが、十二分な成果が待っていた。

内部が開けられ、詳細に検査していったところ、門脈の中から糸状の暗褐色の虫体が現れたのだ。長さは一・七センチ。体内には患者の肝臓などに見られる寄生虫卵と同じ卵があることから、雌の寄生虫、さらに詳しく調べると「住血二口虫」と確認された。長らく探した片山病の正体のようだった。

飯島の見解が桂田に届く。手紙の日付は七月十四日であった。

『貴著御送被下難有奉存候、該冊子を落手したるは恰《あたか》も京都の藤浪博士も参られ同氏も彼《か》の従来不定なりし卵中に miracidium（ミラシジウム）らしきものを見られたり、との話を承わり尚も其事に付談合を為したること数時間後のこととて誠に興味感じ候、貴説通り吸虫類の卵子なること疑う可くもあらず而《しか》も Bilharz（ビルハルツ）若《も》しくは夫《そ》れに近き属の一種に属するものなりとのこと貴君と全然同意見に立至り申し候』

手紙の内容は虫卵についてが中心で、虫体については触れていないが、未発見の住血吸虫である折り紙はつけられた。今、桂田がしなければならないことは、猫や犬の体から、雄と雌の虫体を同時に取り出すことであった。それが為《な》し得られれば、地方病の病原性は確定する。

桂田は三神に手紙を書き、再度の協力を依頼した。七月二十五日、桂田は甲府を訪れ、四月に続いて三神邸に世話になる。三神は一匹の猫を用意していた。近くの農家で飼育されていたもので生後二年。腹部が大きく水腫脹満《すいしゅちょうまん》の状態を呈している。手足は細く、栄養状態は不良、動くのも億劫《おっくう》そうな、死を待つのみの猫だった。この大鎌田村では、このような猫がしばしば見られるが、この猫はおそらく生後直後に地方病に冒された、と三神は考えていた。

桂田は早速、三神の研究室で解剖を始めた。今回は臓器を持ち帰らず、この場ですべて解剖を終わらせるつもりだった。解剖の標的は門脈である。一日がかりの解剖で桂田がにらんだ通り、門脈から三十二匹の成虫が見つかったのだった。二十四匹が雄、八匹が雌であった。

しかも、このうち五匹ずつは、雄が雌を抱き抱えるような状態で対になっていた。雌は雄の腹側に縦に走る溝に入り込み、両者は頭と頭を重ねるようにしている。肝臓内を調べてみると、これまでの地方病患者の肝臓、糞便《ふんべん》から見出《みいだ》されたものと同じ虫卵が無数にあった。桂田は三神と痛くなるぐらいの握手を交わす。地方病の原因はついにここに定まったのだ。

原因を確定した桂田の次なる仕事は、この虫体の分類と命名である。既知の住血吸虫はビルハルツ住血吸虫（学名・*Schistosoma haematobium*＝シストソーマ・ヘマトビューム）のみである。住血吸虫をあらわす「Schist—」はラテン語で「裂けた」の意、「—soma」は「体」の意である。雄の体の構造から命名されているわけだ。

八月初旬、桂田は住血吸虫の新種として、学名を「*Schistosoma japonicum*」（シストソーマ・ジャポニカム）、和名を「日本《にほん》住血吸虫」と命名、明治三十七（一九〇四）年八月十三日付けの明治政府発行の『官報』と同じく八月十三日付けの『東京医事新誌』の第一三七一号に「山梨県外数県下ニ於ケル一種ノ寄生虫病ノ病原確定」と題して掲載され、発表された。ドイツ語にも翻訳され、ドイツにも報告された。

水腫脹満として知られた山梨の地方病の正体は日本住血吸虫症と確定したこの年、広島、佐賀、福岡の地方病も同じく日本住血虫症である、と突き止められる。

人体より最初に虫を摘出した藤浪は、桂田の虫体の標本を調べた後、桂田が猫より取り出した虫体と自らが人体より取り出した虫体はまったく同じものであることに異義がない、と発表した。

学名と和名を定めた直後に桂田は佐賀に赴き、糞便検査で見られる虫卵の観察から、佐賀の奇病の正体は山梨の地方病と同様の日本住血吸虫症であることを同年九月二十日発行の『中外医事新報』の第五百八十八号で「日本住血吸虫ノ佐賀県下ニ於ケル関係ニ就テ」と題して論述した。山梨の地方病、広島の片山病、佐賀の奇病、福岡のマンプクリンは日本住血吸虫症というひとつの寄生虫病であることが定まった。藤井好直の『片山記』の執筆から五十七年後、杉山なかの『死体解剖御願』から七年後のことであった。

「不治の病」「貧乏病」「遺伝病」とさまざまな原因説があったが、寄生虫病であることがわかると各地の地元紙は大きく報道した。治療も確立されるだろう、と喜ぶ人々もいる反面、愕然《がくぜん》とした人々もいた。

筑後川中流域の久留米にある、宮ノ陣村（宮ノ陣町）荒瀬も日本住血吸虫症に悩まされ、若い男子を中心に健康不良者が多く、地元の者は五十代までに腹を大きくして死んでいった。筑後川右岸、一〇〇メートルの距離にある荒瀬の集落に「宝満宮」というこぢんまりとしたお宮がある。当時、軍隊が絶対的な時代でありながらも、戦地に行かないに越したことはない。徴兵検査において、荒瀬集落は甲種合格者、乙種合格者はほとんどおらず、同じ宮ノ陣村でも大社、五郎丸、八丁島といった近隣の集落と比べて徴兵を免れる者が多かった。村人は「宝満宮様が戦争に行かないよう守って下さっている」と信じて疑わなかった。宝満宮詣《もう》では盛んとなり、各地からも人が集まり、供物《くもつ》は絶えない。

筑後川は支流も含めて九州随一の暴れ川である。雨が強く降れば周囲の村は洪水となる。宝満宮も当然のように洪水の影響を受けた。洪水の直後、水がやや引いた宝満宮の周囲を裸足で参拝すれば霊験が得られ、戦争に行かずに済む、との迷信すら流行《はや》った。そうしたところに、マンプクリンは日本住血吸虫症、との発表である。日本住血吸虫症という寄生虫病を崇《あが》め奉《たてまつ》っていたことを知った村人の態度がここから変わる。徴兵よりも、治療法のない病気による緩慢な死を人々は選んでいたわけだ。以後、宝満宮に詣でる人はいなくなり、寂れていった。

桂田とはまったく別に、この住血吸虫を研究しているイギリス人医師がいた。当時、シンガポールに検疫官《けんえき》として赴任していたジョン・カットーは、コレラに罹患して死亡した中国・福建省出身の船員を解剖したところ、門脈に多数の虫体を発見した。虫体を本国に持ち帰り、詳細な観察を行った結果、学名を「*Schistosoma cattoi*（カットー住血吸虫）」と命名、明治三十八（一九〇五）年の一月に出版されたイギリス医学雑誌『British Medical Journal』に発表した。桂田が報告した五カ月後だった。これがだが、桂田と同種との指摘があり「*Schistosoma japonicum*」と改められた。

契機となり、この年にはイギリス人医師の調査で中国とフィリピンに日本住血吸虫症の流行があることが明らかとなった。

第3章　長靴を履いた牛

1

日本住血吸虫は、胃、腸、膵臓《すいぞう》、脾臓《ひぞう》からの血液を集めて肝臓へ運ぶ門脈の中に住み、その卵は肝臓に蓄積するか、腸壁を通じて体外に出されることが判明した。

卵は肝臓や腸にある血液を吸う。体内に卵が何千、何万、何十万という単位で存在するのだから、体に悪影響が出ないわけがない。発熱を起こし、卵が腸の毛細血管を食い破るために下血や粘血便を起こす。便から出た卵が温水で即座に孵化《ふか》するのは、体内で栄養を蓄えて十分に成長してから排出されるためだ。

従って青少年に寄生した場合、成虫や卵が門脈や腸などから栄養のある血液を常に吸っているから、発育不全を起こすというのも合点がゆく。各血管はつながっている。血液の生成、分解を行う肝臓、脾臓は日本住血吸虫によって肥大過労してゆくわけである。これが肝脾肥大症だ。肝臓は肥大後に萎縮《いしゅく》して肝硬変を起こすのである。

数ある寄生虫の中でも、門脈に住むのは日本住血吸虫だけだ。新鮮な栄養に富む血液を吸い放題、しかも雄と雌が抱き合って暮らし、常に逢瀬《おうせ》を楽しむ。まったく助平な、世界で一番幸せな生物だ、と学者達は揶揄《やゆ》もした。

研究はこれで大団円ではない。医学者の仕事はこれからが本番である。治療や予防といった段階に進まねばならない。そのためには、

「人や動物は、どのような経路で日本住血吸虫症に感染するのか」

との問題を解明せねばならない。

日本住血吸虫より五十数年前に発見されているビルハルツ住血吸虫は発見以来、アフリカ全土、中近東一帯に蔓延《まんえん》していることがわかり、アフリカに植民地を持つイギリスやフランスなどヨーロッパの医学者が懸命に感染経路の特定を急いでいたが、その緒もつかめていない状態だった。

桂田富士郎、藤浪鑑ら多くの医学者、医師が感染経路を考えるのにあたって、まず参考となったのは藤井好直の『片山記』である。ここには、

『土人耕田而入水者。足脛発小疹。痛痒不可忍。牛馬亦然。人皆大患之。以為漆気之故』

と、農民に多く見られる片山病は、まず、水田に入ると足や脛《すね》に発疹《はっしん》ができ、かゆくてたまらない、これは漆の気のせいだと神辺の農民は考えている、とのくだりがあ

る。『片山記』において藤井は原因を漆の毒か、など特定はせず、農民の口伝えとして、水田の水が原因となって皮膚を通して感染する「経皮感染」によるもの、と述べている。

そこで、実際に桂田や藤浪はじめ多くの医師が農民ら流行地の患者を診る。確かに、藤井の指摘した通り、水につかる手足には赤い発疹にも似た「かぶれ」の跡が点々としてある。実際に腹を大きくしている患者に同様の経験があるか、との聞き取り調査では、何分古いことであるので、わからないと答えた者もいたが、大半が「経験あり」と答えた。

山梨においての具体的な調査では、かぶれには「水かぶれ」と「肥《こえ》かぶれ」の二つがあるとわかった。水かぶれは田植えや水田の雑草取りの際に見られるもので、水田につかっている脛に赤く生じるかぶれである。肥かぶれは肥溜めから運んだ肥料を大量に施した畑を素足で歩いたときに足の指の間に見られるかぶれ、であった。

かぶれが原因としてもよさそうだが、医師団は経皮感染に諸手を挙げることはできなかった。水かぶれは小型のヒルの吸血か、繊毛虫（ミジンコやゾウリムシなどの微生物）によるもの、肥かぶれは肥料の中にある何らかの化学物質が原因ではなかろうか、と思っていた。皮膚から入ったとしても、門脈のみに日本住血吸虫が見られるという点は納得いかない。

口火を切ったのが、東八代郡《ひがしやつしろ》祝村《いわい》（甲州市勝沼町）出身で、東京帝国大学医科大学を卒業し内科の医局に入り、明治三十八（一九〇五）年七月に山梨で地方病調査を行った土屋岩保《いわお》であった。土屋は、山梨県において日本住血吸虫の患者が多く見られる笛吹川と釜無川の二つの川の沿岸と甲府盆地の平野部を調査した。猫と犬を解剖し、それぞれの門脈から多数の日本住血吸虫の成虫も見出した。

このときの調査と解剖を通じて土屋は、

「もし、経皮感染するのであれば、日本住血吸虫は体内のあらゆる血管内にいるべきであります。門脈のみに日本住血吸虫が見られるのは、不潔な飲用水あるいは食物を通じて原因となる寄生虫卵や幼虫が口から入り、胃袋に入る前に食道や咽頭《いんとう》など消化管の内壁に侵入して、体内を動いて回ったのち門脈に至る、ということに他ならない、と考えます」

と経口感染を提唱して、かぶれとは一切関係がない、と断言する。今のところは治療法がないだけに、予防法については、飲用水と虫卵を含む糞便の処理の改善を提案した。

土屋の意見には多くの医学者、医師が賛同した。漠然とした仮説ではあるが、明治十九（一八八六）年に軍医・石井良斎が「地方病は不良飲用水が原因」としたことから、日本住血吸虫症の原因は水だ、と多くの医師が認めていたのも、土屋の意見を支持することになった。

それに、もうひとつ決定的となる理由があった。当時、世界の寄生虫学において、マラリアは蚊に刺されてマラリア原虫が人体内に入って発病するものとわかったが、寄生虫病とは飲食物を介して経口感染するもの、とされていたからだった。十二指腸虫はその典型であり、原因はまだわかっていないが肝臓ジストマ（肝吸虫症）や肺ジストマ（肺吸虫症）もそうであろう、と思われていた。

肝臓ジストマの研究にもあたる桂田は、肝臓ジストマはコイやサワガニ、タニシなど淡水性の魚貝を食す者に多く見られることから原因を「淡水の魚貝ではないか」と提唱していた。自らが発見者となった日本住血吸虫についてはこう話していた。

「一部は皮膚から感染することはあっても、大部分は口を通じて感染しているのではないか」

疑問も拭《ぬぐ》えない。山梨のある農村では、川や用水の水をそのまま飲むことを固く禁じ、煮沸を義務づけているのに、毎年のように新しく患者が発生していると報告されていたのである。

広島では、藤浪の協力者である吉田龍蔵がこれまでのデータを整理していた。開業した明治三十四（一九〇一）年四月から明治三十九（一九〇六）年九月までの五年間で、診察した片山病患者は二百六十人である。大部分が肝臓、脾臓を腫《は》らしていた。明治三十九年の十月には、神辺の尋常小学校の糞便《ふんべん》検査では百五十一人中三十三人（感染率は二一・八％）に寄生虫卵が見られた。吉田にすれば、これは予想以上だった。片山病調査委員会が実質的に解散して活動を行わなくなっており、吉田は明治四十（一九〇七）年に自らが発起人となって『地方病研究会』を組織し、藤浪との連絡を密にして、活動を展開する。行政も支援を約束した。藤浪は片山に通い、人体の解剖を続けた。門脈以外に成虫は見つかるのか、という課題があったのだ。明治四十年に三体目の解剖を済ませたとき、今回も門脈のみから雄四、雌五の成虫を見つけ、日本住血吸虫は経口によって感染するのであろう、と考えた。

また、片山の有病地においては、農家で飼われている牛やウサギが体格不良であることを藤浪は認めた。これらが日本住血吸虫に罹患《りかん》しているのは明白である。畦《あぜ》などで草や水を飲食するのが原因であり、人体も同様だろう、と自信を深めるのだった。

かぶれについては絶対的な否定こそできないが、第一線の医学者の目からすれば、農民たちが言うかぶれは、彼らの体験上から生まれた非科学的な俗説以外の何物でもなく、医学の常識を知らぬ者の〝戯言《ざれごと》〟としか思えなかった。

吉田は水田のかぶれを疑い、自らの体で実験を試みた。患者が最も多く出る片山付近の水田に、田植えの季節、素足で一時間近く歩いたが、どうしたものか、不思議にもかぶれは生じなかった。

日本住血吸虫の発見から四年目となった明治四十一（一九〇八）年、吉田に続いてかぶれの原因が一体何なのか、自分の身体を使って追究しようとする医師がまた現れた。京都大学・皮膚科の松浦有志太郎《うしたろう》である。松浦は、皮膚科医としての興味から、医学界を賑《にぎ》わしている日本住血吸虫症とはいかなるものか、同じ学内の藤浪や河西健次から説明を受け、六月二十七日から一週間、片山に滞在して、自らの足を水田や溝にひたしてみた。しかし、かぶれは起こらなかった。

松浦も、日本住血吸虫症は経口感染する、と信じ、滞在中は飲食物はすべて煮沸したものしか口にしなかった。松浦はどうにも腑《ふ》に落ちなかったのか、八月十一日から再び一週間滞在する。このたびもかぶれは起きない。松浦の実験の報告に学界内では経口感染の説が強まったが、これだけでは経口感染を証明したことにはならない。多くの例を設定して、対照的に実験してみなくては駄目である。

そこで、明治四十二（一九〇九）年六月、桂田と藤浪のグループはそれぞれ独創的な動物実験を行う。

先に着手したのは地方病研究会より委託研究を受けていた藤浪のグループである。片山病が経口感染なのか、経皮感染なのかはっきりさせて欲しい、との声が大きくなったことで、詳細に話を詰め、藤浪は無病地の広島市から動物を運ばせて四つのグループにわけて論争の決着に臨む。

使われた動物は犬や猫ではない。牛であった。藤浪が片山に到着した翌日、福山駅には広島市から二十頭の牛が列車によって運ばれた。二頭は衰弱し、一頭が途中で死亡しており、用いる牛は十七頭となった。藤浪が分けたグループは以下の通りである。


甲グループ……六頭。与える飲食物はすべて煮沸したものとする。飲食時以外は、防水ズックを改良した特製の口袋で牛の口を覆《おお》い、与える飲食物以外は口にできないようにする。日中は土地の農民が「かぶれ」を生じたとする流行地の水田や小川への出入りを意図的に繰り返す。

乙グループ……七頭。牛の全身を防水ズックで覆う。流行地の水田や小川への出入りを意図的に繰り返し、畦や水田で草を食べたり、水を飲んだりすることは自由とするが、体は一切、水に濡《ぬ》れないように注意する。

丙グループ……二頭。甲グループとの対照のために行う。甲グループと同じく、煮沸した飲食物を与えるが、飲食時以外は同じ口袋をかけさせる。また、実験期間中は牛小屋の外には出さない。

丁グループ……二頭。口にも全身にも何も施さず、流行地の水田、小川に自由に出入りさせる。畦や河原などで草を食し、水を飲むことも許す。

実験期間は一カ月。一カ月が経過した時点で糞便検査を試み、すべてを解剖し、門脈に日本住血吸虫がいるかどうかを確かめる。藤浪は経口感染の支持派だ。吉田、松浦の自らの身体を用いた実験はそれを裏付けるものと信じ、今回の実験では、長靴を履かせた上で全身も防水した格好の乙グループと、無防備の丁グループの牛に感染が起こるはずであり、経皮感染を想定した甲グループに感染が見られるわけがない、と絶対的な自信を持ち、地方病研究会に伝えてもいた。丁グループが感染するのは当然だが、甲乙の結果によって感染経路は決まる。

一方、桂田の行った実験に用いられたのは犬と猫一頭ずつで、どちらも無病地の岡山市から運ばれた。西は神辺に接する岡山県小田郡大江村（井原市大江町）の高屋川上流に小規模ながら日本住血吸虫症の流行が見つかり、そこで実験が行われた。高屋川は片山を流れる川である。

　六月半ばから開始された本実験の目的は経皮感染に絞られた。犬にも猫にも、木で作られた特製の首かせをはめ、三日間、一日延べ三時間、農民にかぶれを起こさせた流行地の水田にひたす。首かせのために外で自由に飲食できない犬、猫は小屋で首かせを外され、餌《えさ》は水も餌も煮沸したものを与えられる。実験後、犬と猫を研究室に連れ帰り、経過を観察する。このときの餌も煮沸済みである。観察中、糞便に卵が見つかったり、あるいはどちらかが死亡して解剖したとき、門脈から成虫が見つかれば経皮感染が成立する。経口感染支持派の桂田にとってみれば、この予想通りになるとは、とても思えなかった。

　七月に入った二週間後、桂田の予想は軌道修正を迫られる。犬、猫共に糞便から日本住血吸虫の卵が見出された。七月半ばに猫が死んだ。解剖したところ、門脈の中から多くの雌雄が抱き合っているのが見つかったのだ。

　この頃、藤浪の行った実験の結果も出る。経口感染を予防した甲グループがかかり、経皮感染を予防した乙グループと丙グループはまったく無病、どちらの感染も許した丁グループは当然のごとく感染、という藤浪の予想に反したものとなった。

　桂田と藤浪の実験結果から、日本住血吸虫症の感染は流行地の農民が言うように、皮膚を通じて感染したものであり、学者が述べてきた土地の水を飲むことによって起こることが否定されたことになった。

加えて興味深い実験報告が京都大学から発表される。前年に二度、片山において自らの足をひたして、かぶれを実験していた松浦が三度目の実験でついに感染した、というのである。

実験初日は六月二十日であった。今回は対照実験を行うため、右足には何もつけず、左足にはゴム製のゲートルを着用し、かぶれが起こると農民に教えられた水田を小一時間歩いたところ、かゆみを伴った赤いかぶれが足の甲から水につかっていた脛やアキレス腱《けん》部に認められた。

かぶれは翌日にはひいた。翌々日の二十二日、松浦は一工夫施す。右足は蚊帳《かや》で覆い、左足は布団《ふとん》を包んでいる天竺《てんじく》木綿で覆い、二日前と同じ水田に足をつからせた。すると、かぶれは目の大きい蚊帳でくるんだ足に見られ、細かい目の天竺木綿の方には見られなかった。かぶれはヒルや化学物質が原因である、との説がこれで否定された。化学物質が原因であれば、天竺木綿を通過できるはずだし、ヒルが原因であれば蚊帳や天竺木綿の外に体がへばりついていていい筈《はず》なのだ。

松浦の実験には続きがある。実験から一カ月後、京都に戻った松浦は体調の異変を感じた。この年の夏は最近にない暑さで松浦は夏バテと思っていた。ところが、比較的涼しくなった九月になっても病状は回復しない。日本住血吸虫症は、経口で感染すると考え、今回の滞在中も煮沸した飲食物を口にしていた松浦だったが、もしや……と察し、自ら糞便検査を行うと、日本住血吸虫の卵を見つけ、しばらく卵を排出したのである。幸いなことに、十月に入ると体調は落ち着き、病状はそれ以上の進行を見せなかったが、結果として日本住血吸虫症が経皮感染することを人体で証明した例となった。松浦は一連の経過を同年十二月刊行の『鎮西医報《ちんぜいいほう》』第百二十五号で「日本住血吸虫病ト地方性『カブレ』トノ関係及同病原虫ノ人体ニ侵入スル径路調査報告」と題して発表した。

とはいえ、山梨県においては、経皮感染が確定となった三人の結果を論文で知っても医学者、医師には未《ま》だ疑問を抱く者も少なくなかった。

『嫁には嫌よ　野牛島は　能蔵池の葦水《よしみず》飲む辛《つら》さよ』

古くからの口碑があるように、昨日今日のデータを示されても納得がいかない。

桂田、藤浪、松浦が画期的な実験を行った明治四十二（一九〇九）年、山梨県は県病院の附属事業として『山梨地方病研究部』を設置した。治療法、対策などを体系的に行う準備を整えるために土屋を専任技師に迎え、責任者とした。地方病が撲滅されるまで山梨県は毎年、この研究部に補助金を与え、予算を組んでゆく。

経口感染を学会で初めて唱えた土屋は自説を曲げていなかった。桂田、藤浪の経皮感染証明のデータを見ても半信半疑であった。土屋は「臨床上の症状」「病理解剖上の検査」「治療の確立」などの研究課題を掲げたが、まず、経皮感染か、経口感染かを自らの手で実験してみることに着手する。東京から犬を六十五頭運ばせた。衰弱している三頭をのぞいた六十二頭をAグループ、Bグループとに分ける。

Aグループ……三十頭。流行地の川や水田の水を自由に飲ませるが、体は一切、水に触れさせないように人為的に厳しく注意を払う。

Bグループ……三十二頭。流行地の川や水田に体をひたらせる。木製の首かせをつけ、川や水田の水を一切、飲ませないよう施す。

連続五日間行い、一カ月後に糞便検査と解剖をする。共に実験中、与える餌はすべて煮沸したものである。実験前、実験中、土屋は、Aグループはすべて感染、Bグループは感染なし、と信じていた。一カ月後、結果は予想とまったく反対となった。Aグループは一頭も感染しておらず、Bグループはすべて感染であった。経口感染だと威勢のよかった土屋も、ついに経皮感染を認めて、山梨県知事へ報告した。学会内の意見も「経皮感染」に統一された。

経皮感染か、経口感染か、の一連の流れは実験の大切さを教えた。同時に医学の常識を鵜呑《うの》みにする自惚《うぬぼ》れがいかに恐ろしいものか、を示すことにもなったのである。

2

日本住血吸虫症に感染した人間の糞便が肥やしとして田畑に散布され、田畑を耕す牛などの家畜が糞を垂れ流す。日本住血吸虫はその卵が水田、河川の水中や雨水で孵《かえ》って経皮感染によって人間や家畜に侵入する摩訶《まか》不思議な病とわかった。治療方法がわからず、各地の医療関係者は予防に力点を置かねばならなかった。

甲府盆地において、養蚕や果樹栽培を営む農業関係者もいる中、水田事業に携わる者に圧倒的に日本住血吸虫症が多いというのも経皮感染の故《ゆえ》であれば結びつく。子どもも達の中に体格不良者が多いのは、川で水遊びをしたり、水田で田植え、草取りを手伝うからといえる。こうしたときに感染は絶え間なく行われていると考えてよいのだ。

洗濯に用いる水は河川の水である。直接、洗濯物を川にひたして、洗うのが普通だ。

それに甲府の市街地であれば風呂《ふろ》付きの家庭も、銭湯もあるが、農村部ではそうはいかない。川で水浴びをするか、川の水を汲《く》んできての行水しかない。真夏に川で泳ぐことは水浴の意味もある。

「流行地では直接、水に触れぬよう、何か手足を保護して農作業をするよう伝える」

「川や用水での子どもの水遊び、魚捕りは一切、禁止」

「煮沸した水で行水をするよう指導を出す。洗濯も同様」

といった意見が山梨地方病研究部で出たが、机上論になるおそれがあった。水に濡れぬように、とはとても無理な気がするのだ。しかし、ことは人命にかかわる問題。強制的に励行させる必要がある。啓蒙《けいもう》を目的としたガリ版刷り印刷の予防法ポスターの製作も発注した。

杉山なかを診察した吉岡順作が、肥溜めに投じた人糞は少なくとも十日間は日光に当て、十二分に発酵させ虫卵を死滅させてから、一週間に一度、使うようにするべきだ、と提唱、県はこの意見を実施することにした。

県の医療関係者が各地に派遣されて村長はじめ村人を集めて、前出の提案を励行すべく説明会を行い、村々の目立つ場所にある掲示板にポスターを張った。説明会では平伏して聞いていた住民の態度に、県の医療関係者は守られるもの、と思っていたが、まったく実行されなかった。

「水腫脹満《すいしゅちょうまん》が怖くて、水が怖くて、百姓ができるかッ！」

「あんたらは風呂のある家に住んでいるから、そんなことが言えるんじゃ！」

との言い分が彼らにはあった。いちいち湯を沸かしてから行水をするのは、面倒以外の何物でもない。実践した家庭はなかった。真冬であればともかく、行水をするのに必要な量の水を沸かすのは大変なことだ。ドブーンッ、と川に飛び込んだらものの一分で済む。頭のてっぺんから足の先まで一度に洗える。健康よりも手間を嫌ったのだった。洗濯も同じである。農民にすれば、

『嫁には嫌よ　野牛島は　能蔵池の葦水飲む辛さよ』

の口碑から、水を飲むことで感染すると、今も信じている。研究者によって打ち立てられたデータの裏付けがあっても、地方病が経皮感染することはまだまだ受け入れられなかったのだ。これらは、広島でも佐賀、福岡でも同様であった。日本住血吸虫症は農民に多く見られる疾病《しっぺい》だけに、手足を保護しようにも京大の松浦が実験に際して足に巻き付けたゲートルのような防水性のあるものなど持ち合わせてはいない。

イナゴをはじめ、各種の害虫が稲にびっしりとつくために、朝から晩まで農作業に追われる。まして、ゲートルや手袋などをつけて田圃《たんぼ》に入れば、田植え、草取りなど

仕事の能率は下がる。夏などは暑くて、とてもつけられたものではない。

肥溜めに十日間……、もなかなか守られなかった。そこで便所の改良を一部の村で試験的に行ってみた。二週間ほど蓄えられるように掘ったものの、三世代、四世代同居する家庭も多く、十日間で満杯になってしまう。三倍の許容量となるよう改良すればいいのだが、金はかかるし、肥料に困る農家にとっては便所の改良はまったくの無意味であった。

医療関係者は他の予防方法を講じなくてはならなくなったが、水に対する脅威が山梨の農民に定着しつつあることは確かであった。大人が子ども達に口を酸《す》っぱくして説いたのである。川に飛び込んで行水をする大人ですら、自分の子どもが川で遊ぶことはもちろん、農作業の手伝いをすることも禁じるようになった。子どもには絶対に百姓はさせない、と口に出す親が増えた。

「百姓は俺の代限りまでだ。家計は豊かではないが、子どもには農業とまったく縁のない仕事に就かせる。学問を積んで東京で生活して欲しい。そのためには、地方病で倒れても働かねば」

「俺は子どもに、学問を積んで、と大それたことまでは望まないが、とにかく、農業はどんなことがあってもやらせない。苦しむのはワシらの世代まででいい」

これまでは当たり前のように農民の子どもは積極的に野良《のら》仕事を手伝ったが、この当時では逆に怒られるようになった。大人は他人の子どもであっても、水遊びをしている者がいれば、「馬鹿者《ばかもの》、危ないッ！」と大声を出して、水から引きずり出し、こっぴどく注意した。

社会を根底から支える農業従事者が最大の犠牲を被る日本住血吸虫症。といっても、農作業をしなければ飢えるのみである。他県への移住をする貯《たくわ》えもない。農作業に従事する彼らの胸中にあるものは、葛藤《かっとう》などという生易しいものではなく、将来の明るい郷土のために自らの生命を捨てる殉職者の心境にも等しいといえた。

日本住血吸虫症は経皮感染し、門脈に雌雄の成虫が抱き合って住むと判明はしたものの、病気が起こる原因は未《いま》だに二点が謎《なぞ》に包まれていた。第一の点は、

「人間や家畜などの宿主の糞便から出た日本住血吸虫の卵は、水中でどのように発育して幼虫となり、人間や家畜などの皮膚に潜り込んで行くのか」

であり、第二の点は、

「宿主の皮膚から入った幼虫がどのようにして体内で発育して門脈に移動して、成虫になるのか」

である。この二つを一言で言えば、日本住血吸虫が卵から成虫になるまでの「生活

史」が不明、ということになる。

第一の点については、実験によって経皮感染を認めた土屋が、その翌年の明治四十三（一九一〇）年に興味深い実験結果を発表している。京都大学の河西が、明治三十七（一九〇四）年に、神辺から入院した患者の糞便検査で発見した卵を温水に入れたところ、幼虫が孵化したことを確認したとの論文に基づき、犬、猫、牛などが容易に感染するのだから、ハツカネズミやウサギなどの実験動物を研究室内で感染させることができるという点に目をつけた。

糞便内の卵を、流行地の河川とほぼ同じ温度にした水に投じ、一滴を採って顕微鏡で見ると多数の毛の生えている楕円《だえん》形の幼虫が無数孵化し、元気よく泳いでいるのを認めた。寄生虫学の用語で、この幼虫をミラシジウムとよぶ。雄雌共に長さ約〇・一ミリ、幅は約〇・〇四ミリである。殻を破って出てきたのである。

そこで、ミラシジウムが泳ぐこの水に、猫、ハツカネズミの足をそれぞれ三十分ほどひたして経過をみる。ハツカネズミの全身を水にひたせば体温が下がり、死ぬこともあるために、足だけをひたすのだ。感染が成立すると思いきや、共に十日、一カ月を過ぎても糞便に卵が見られなかった。この結果に土屋は、ミラシジウムは孵化直後は感染しないものなのか、数時間経なければ感染しないものなのか、との疑問を持つ。

そこで今度は、孵化六時間後に動物をひたした。ミラシジウムは元気よく泳いでいたが、今回も感染は起こらない。土屋は孵化から十二時間経過した後、水中のミラシジウムがどんな状態かを顕微鏡で見たところ、三分の一ほどが死んでいた。二十四時間を経過したときに再度、顕微鏡をのぞくと半数のミラシジウムが死んでおり、四十八時間内には一匹残らず死んでいた。

土屋はこの実験を何度か繰り返したが、すべて同じ結果に終わった。この実験で土屋は、孵化したミラシジウムはそのままでは動物に感染せず、ミラシジウムのままでは二日以内にほとんどが死ぬ、との結論を導いた。土屋は考え抜く。先の結果を論文にまとめ、次のような見方を強める。

「ミラシジウムは自然界にいる動植物の何らかを中間宿主《しゅくしゅ》としているのではないか。中間宿主において人間の体内で感染するのに適した体に成長するのだろう」

人間やその他の動物といった「宿主」に寄生する直前に寄生される動植物を「中間宿主」とよぶ。中間宿主の体の中に寄生し、その体を栄養として感染幼虫に姿を変えることを「変態」という。土屋の意見には、国立伝染病研究所（現・東京大学医科学研究所）の宮川米次《みやかわよねじ》が真っ先に賛同した。宮川も研究室で同様の結果を得ていたのだ。桂田、藤浪も賛成した。

中間宿主探しが始まった。土屋は水田周辺の川や用水に見られるフナやハヤなどの魚、タニシ、シジミなどの貝、ヤゴやゲンゴロウなど水の中に棲息《せいそく》する昆虫、水田につく藻など、目に付く水田の生物を採集して解剖し、体内をつぶさに調べてみたがミラシジウムはない。これらをそれぞれ水槽に入れてから、日本住血吸虫の卵を入れてミラシジウムを孵化させ、中に入り込むか、と経過を見守る実験もしたが、入ってはくれない。吉岡は、甲府盆地の河川に多く棲息するカワニナが中間宿主ではないか、と土屋に話した。殻の長さ二～三センチほどのこの巻き貝を早速、土屋も疑い、多数集めてみた。中身を引きずり出すのが困難であり、土屋はカワニナを五センチ四方、厚さ五ミリメートルほどのガラス板に載せて、上から同じ大きさのガラス板を合わせて貝殻を押しつぶして、顕微鏡検査をした。入念に内臓、殻の表裏を調べたが、どこにもいない。カワニナを入れた水槽でミラシジウムを孵化させても徒労に終わった。

中間宿主が何であるかが判明しない限り、第一の点は解決しないのである。だが、ミラシジウムがそのまま体内に入り込まないとは言えなくもない、と土屋は思い始めてもいた。自然界にある何かしらの要因、例えば日光や水温、重力などによってミラシジウムが体内に入ることもあるのではないか。水中で好む特定の餌があり、それを食べるとミラシジウムから変態して人体に入ることも考えられなくもない。土屋の頭の中は混乱の様相を呈していた。

土屋は明治四十四（一九一一）年の三月末、山梨地方病研究部の専任技師の任期を終え、東大教授として迎えられ、代わりに四月より国立伝染病研究所から宮川が就任した。土屋の発表した中間宿主説に真っ先に賛同した宮川が土屋の後任となった。

山梨地方病研究部はこの年、甲府盆地内において流行地と思われる地域において、健康診断を行う。患者の実態を把握し、分布図の作成をするためだった。検査が行われるのは、甲府盆地一帯の四十五町村となった。健康診断は、肝臓、脾臓の腫れ具合、腹水の有無など臨床症状に力点が置かれる。県病院だけではとてもやりこなせず、各地域の開業医に応援を頼んだ。検査も一定したものはまだなく、各医師にゆだねられる手探りの状態ではあるが、当時としては画期的な大事業といえた。十月に結果が出揃《そろ》う。被検診総数は六万九千百五十七人。そのうち、患者数は七千八百八十四人で罹患率は一一・四％である。七千八百八十四人の内訳は、重複例も数えて、肝臓肥大が七千三百八十三人、脾臓肥大が千三百二十四人、腹水が百十人となっていた。

罹患率は、町や村によってさまざまだ。北巨摩郡登美《とみ》村（甲斐市）では、検診人員千四百四十七人中、八百人が罹患し、罹患率は五五％と高い。登美村は『竜地 団子に嫁に行くには 棺桶を背負って行け』と口碑で知られる竜地、団子などが合併してできた村である。

登美村のように高いところがある一方、東八代郡石和町（笛吹市石和町）のように二千三百八十一人が検診して患者は六十七人の二・八％と低いところもあった。地域によって差が著しい。

今回の結果では、五五％の感染率を示した登美村のある北巨摩郡、杉山なかが住んでいた西山梨郡、日本住血吸虫の発見に寄与した三神が住む中巨摩郡の感染率が顕著であった。男女の差はそれほどないが、年齢別で注目されるのは、五歳以下の子どもの中にも既に肝臓、脾臓が肥大している者がいることだった。こうなると彼らが、十年内に死亡するのは、まず確実といえた。

さて、検診しただけでそこから先が何もない。診察すれども治療せず、であった。治療はいつから始めるんだ、との問い合わせが県には殺到していた。

宮川ら地方病研究部のスタッフは責任を感じた。その責任感が宮川を感染経路の解明の研究へと駆り立てる。宮川は東京から大量にウサギ、犬を運ばせた。流行地である中巨摩郡池田村（甲府市池田）の河川を実験場に選び、これらの実験動物を水につけた。一日に三時間、四時間、五時間、六時間と足を水にひたし、これをそれぞれ三日〜十日にわたって繰り返す。各々《おのおの》、水にひたしてから二時間〜二十四時間と一時間ごとに区切り、実験動物の股の静脈から採血する。血液はスライドグラスに直接塗り、また、体液と同じ濃度にした生理食塩水に投入する。

宮川はこの方法でまず感染直後、どのように日本住血吸虫が体内に侵入するか、そのときの日本住血吸虫の幼虫の形態はどうなのか、を把握しようとした。これは、土屋の研究の続きでもある。

これによって宮川は形態的に異なる幼虫を確認する。オタマジャクシの頭を押し潰《つぶ》して、楕円形にしたような尾を持つ形態で頭部と尾の長さはほぼ同じ。全長はミラシジウムより小さく、長さ約〇・三〜〇・四ミリ、頭部の横幅は〇・〇五〜〇・〇六ミリである。腹に吸盤があり、口から肛門《こうもん》まで消化管も整っている。吸虫類において成虫になる手前の段階、幼虫としての最終段階「セルカリア」と学術用語でいうものであった。

宮川は水にひたした直後の動物の皮膚をメスで薄く切り取ってスライドグラスに張り、皮膚に侵入する直前の幼虫の形態を観察した。これに用いたスライドグラスは何と一万枚にも達する。どれもこれも、というわけにはいかぬが、何枚かにはやはりセルカリアが見られた。これによって、「卵から孵ったミラシジウムは、そのまま宿主の人体に入るのではなく、自然界でセルカリアに変態して人体に侵入する」ことが明らかとなった。

この実験は思わぬ成果を生んだ。人間に見られる「かぶれ」が動物実験においては見られないのである。もし赤くかぶれていれば、その部分をメスで切り取ればいいが、かぶれが見られないだけに、ここもあそこもの調子で皮膚を切り取った。だから、スライドグラスは延べ一万枚に達したのである。人間に比べて遥《はる》かに多い体毛が守っているからか、と宮川は考えたが、同じ動物でも五回、六回と回数を重ねるうちに若干のかぶれをもよおすのがわかった。

日本住血吸虫症は一度や二度、流行地の水につかった程度では感染せず、習慣的に水につかることによって、感染するらしいといえる。かぶれは感染の証《あか》しである。吉田や松浦の実験を宮川は思い起こす。吉田は一度だけ足をひたしたが、かぶれなかった。松浦は初年度は二回にわたって足をひたしたが、かぶれは起こらなかった。しかし、翌年には見事にかぶれている。日本住血吸虫症は、その土地に長く住んでいる者にとって、絶えず感染が起こっている病気である、といえそうだった。

これだけで実験は終わらない。心臓や門脈から採血し、顕微鏡で見ると発育の進んだセルカリアが採れた。期間をおいたものほど成長がよい。順調に成虫に向かっているとわかると、実験はセルカリアが皮膚に侵入直後、どのように門脈に至るかの体内移行を、根気強い採血検査によって確かめる方向に至る。

皮膚から侵入したセルカリアはリンパ系か静脈に入り込む。リンパ系に入ったものも最後には静脈に出る。静脈内に入ったセルカリアは心臓に運ばれ、右心房に入る。心臓を正面から見たときのさまを正方形にたとえ、四等分したとすれば、向かって左上が右心房、時計回りの順に左心房、左心室、右心室となる。右心房から右心室、そして、肺へと移行した血液は今度は左心房から心臓に入る。この血液の流れを「大循環」とよぶ。大循環を経ながら血液を吸って成長するセルカリアは、感染からおよそ二週間後に肝臓に至り、三週間後には門脈に入り、抱き合って定住生活を始め、子づくりに励む。

産卵は抱き合ってから一週間、初感染から数えれば一カ月あまり経過すれば、雌は毎日三千個近い卵を産むことも判明した。五組のカップルがいれば、一日あたり一万五千個の卵が生まれているのだ。すべてが生存できるわけではないが、半数近くは生きるとしても体が影響を受けないわけがない。

産卵された卵は血液に乗って、肝臓や腸に移動する。卵が血液を吸い、体内の組織を食い破ることで発熱や下痢、下血が一カ月から二カ月にわたって続いて起こり、糞便に卵が見えるようになる。これらの急性期症状にいつしか体が慣れ、発熱や下痢、血便はおさまってきて症状は慢性期に入る。

慢性期の間、体内の日本住血吸虫は確実に体を蝕《むしば》み、血管に卵が詰まることで肝臓や脾臓を結ぶ血管の通りを悪くさせ、リンパ液を滞らせて肥大を引き起こして、肝硬変、腹水と症状が進行して死亡するのだ。日本住血吸虫症は門脈という〝部分〟に寄生しているが、肝臓という人体に不可欠な臓器を損なう点で、全身に致命的な影響を与える恐ろしい病気なのである。

もっとも、人間と実験動物では、肝硬変を起こし死亡するまでの時間は極端に異なる。人間の子どもであれば、おそらく初感染から五、六年、大人では初感染から十年近くが普通と考えられた。もちろん、人体は栄養状態や生活環境などの個人差があり、セルカリアが多数入ったか否《いな》かで発症に差が出る場合もある。

実験動物では桂田の行った実験に見られるように、初感染から一カ月で肝硬変を起こして死んだ猫がいた。ハツカネズミであれば肝硬変の発症時間はさらに短く、牛では人間並みに長い。もちろん、動物でも多数のセルカリアに感染された場合は早いし、逆であれば長いのだ。

成虫の中には、抱き合う以前に相手が見つけられず孤立したままのものもいる。抱き合って産卵しなければ意味がないだけに、孤独な日本住血吸虫は死ぬ。

動物実験は季節を対象にしても行われた。一年間にわたり、十頭ずつの犬を流行地の河川にひたして、糞便の検査から感染の程度を調べると、五月から十月にかけて感染は容易に起こることを見出した。もちろん、年により変動するが、セルカリアがこの季節に最も活発になると見通しは立てられる。水温の具合もあるが、五月から十月というのは、水田で農民が働く時期とまさに一致している。およそ二年にわたって行われた実験の結果を、宮川は大正元（一九一二）年に発表した。

桂田の発見以来、日本住血吸虫の正体が徐々に明らかになったが、未だ謎が残っていた。中間宿主である。

3

世界で最初に日本住血吸虫を発見した桂田、人体より最初に日本住血吸虫を取り出した藤浪、東大に戻っても中間宿主探しに躍起となり、絶えず山梨を訪れていた土屋らが奮闘していたが、中間宿主が何なのかは糸口もつかめなかった。宮川らも中間宿主の存在を知るため、河川や水田で疑わしきものを採り、顕微鏡検査をしてみたが、見つからなかった。

それが、である。大正二（一九一三）年の九月、日本住血吸虫の研究においては無名の二人の学者によって、中間宿主が遂《つい》に見出されたのだった。中間宿主は長さ六〜八ミリ、幅二・五〜三ミリの右巻きで細長い小さな淡水性の巻き貝であった。発見者は、九州帝国大学医科大学（現・九州大学医学部）衛生学教室の教授の宮入慶之助《みやいりけいのすけ》と助手の鈴木稔である。

当時の九州大学には寄生虫学教室がなく、日本住血吸虫症を扱っていなかったが、宮入は、博多駅から一時間もあれば行ける九州北部にあるこの病気のことで、他の大学の世話になり続けるのが心苦しかった。

宮入は慶応元（一八六五）年、信州は更級《さらしな》郡西寺尾村（長野市松代町西寺尾）の出身である。帝国大学医科大学在学中、同郷の信州・上田（上田市）の出身である山極勝三郎らとともにベルツに師事した。卒業後、東大医学部の衛生学教室の助手となる。内務省衛生局、第一高等学校医学部（現・千葉大学医学部）教授を経て、衛生学の研究のため、明治三十五（一九〇二）年にドイツに国費留学し、コレラ菌、結核菌、炭疽《たんそ》菌を発見したローベルト・コッホの弟子であるフリードリヒ・レフラーに師事した。レフラーは一八九八（明治三十一）年、動物ウイルスの存在を共同研究者とともに世界で初めて発見したことでも知られる。明治三十七（一九〇四）年、三十九歳の宮入は九州帝国大学の前身となる京都帝国大学福岡医科大学の衛生学の初代教授に就任した。

宮入は、大正元年の暮れから、桂田はじめ日本住血吸虫症の先駆者の論文を一通り読破したところ、九州管内の具体的な患者数、分布については調査が不十分であると知り、自ら現地を調査して実態の把握に乗り出した。

新年早々から鈴木を伴い、筑後川中流域の流行地に赴く。教職との兼ね合いもあり、長期の滞在はできず、休日を選んでは現地に入って聞き取り調査をしたが、はっきりとした実態はつかめない。医師会への協力を頼んだ方が早いか、とも思えたが、取り敢《あ》えずは歩き回ってから、とした。

顕微鏡や精製水などの道具一式をかついで、宮入と鈴木は一般の家庭や家畜小屋を訪ねて糞をもらい受け、顕微鏡で検査をする手段を取った。日本住血吸虫症の検査のため、と身分を明かし、民家も意図を理解したが、

「眼鏡に口髭《くちひげ》の教授の医者センセエと若い医者センセエが糞を集め歩いている」

と随分と話題になったのは言うまでもない。

宮ノ陣村荒瀬では、日本住血吸虫症を神と崇《あが》めていた話も聞き、そのゆかりの宝満宮も訪ね、感染の初期に足がかぶれることも知った。そのかぶれを久留米では「肥え

まけ」とよんでいる。肥料を施した後によくかぶれるから、というわけだ。筑後川の中流域は右岸が佐賀県、左岸が福岡県と県境をなす。二人が歩いた結果、この一帯が流行地とわかった。

佐賀県側は、筑後川の上流から下流に向かう三養基《みやき》郡の鳥栖町（鳥栖市）、北茂安《きたしげやす》村（みやき町）、南茂安村（みやき町）、三川村（みやき町）。一方、福岡県側は鳥栖町の対岸である久留米市を筆頭に久留米市の北に接する三井郡の小郡《おごおり》村（小郡市）、久留米の北東に接する三井郡北野町（久留米市）、小郡村の東部と北野町の北部に接する三井郡大刀洗《たちあらい》村（大刀洗町）、大刀洗村の東部に接する朝倉郡甘木町（朝倉市）、甘木町の北西部と大刀洗村の北部の一部が接する朝倉郡三輪村（筑前町）と佐賀県より広く見られた。古くから調査はあっても、具体的なデータを示したのは宮入と鈴木のものが最初である。

宮入と鈴木は牛の糞を集めて研究室に持ち帰り、卵からミラシジウムを孵化させ、生活史の研究にも着手した。ハツカネズミや猫など実験動物を使い、感染させようとしたが、感染はしない。現地の水につけて感染させた猫の血液から、セルカリアを多数見出し、中間宿主が必要なことを先達と同様に理解した。

七月の半ば、おびただしい患者が出ている流行地を探して、そこから水や中間宿主と思われるものを持ち帰って研究しようと思い立つ。佐賀県三養基郡基里村（鳥栖市）は筑後川の支流の秋光川と大木川の下流域にある、酒井という小集落で宮入と鈴木は農夫からこんな情報をもらった。

「この村には長年、肥やしをやっていないのに水につかると必ず〝肥えまけ〟する溝《こう》渠《きょ》があるんです。大人はもちろん、小さな子どもですら、それを〝有毒溝渠〟とよんで恐れています」

二人は早速案内してもらった。幅一メートルにやや欠けるかくらいで深さは六〇センチほど、長さは一〇〇メートルを少し出るか、という水路で水田への給水用に江戸時代半ばにつくられたものと農夫は説明した。底は浅いが、流れが比較的緩やかなため、藻が石や泥にこびりつき、底は暗い。なんとはなしに毒々しい。なるほど有毒溝渠とは言い得て妙である。宮入と鈴木はここでハツカネズミをひたして、研究室で経過を見た。二日で食欲をなくすほどに体調を損なう重篤《じゅうとく》な感染を示し、三週間後に死んだ。解剖したところ、門脈に多数の日本住血吸虫の成虫が見つかった。

中間宿主は有毒溝渠にある、と二人は信じ、改めて出向く。そこで柄杓《ひしゃく》で底を軽くすくってみたところ、長さ一センチにも満たない焦《こ》げ茶色で光沢を備えた巻き貝がびっしりと入ったのであった。

これが中間宿主か、と考えるが、あまりの小ささに訝《いぶか》りたくもなるのだった。細長い殻の長さは大きいものでも一センチない。四ミリ、五ミリの米粒大のものも多く、幅は二ミリかそこらだ。巻き貝の特徴となる螺層《らそう》(螺旋の数)は六～九だった。万一の感染を予防するためにつけたゴム手袋の指先に挟んで、ちょっと力を加えると崩れるかと思うほど、貝の殻は脆弱《ぜいじゃく》に見える。恐ろしい日本住血吸虫症の中間宿主にしてはいささか拍子抜けする感じが二人にはしないでもない。

鈴木が試しに親指と人差し指の腹に挟んで、貝をつぶしてみようとしたが、意に反して殻はびくともしない。見かけは華奢《きゃしゃ》でも殻は強固である。宮入は、鈴木の指の腹についた螺層の跡を見て、このちっぽけな貝が中間宿主だろう、との予測を強めた。

桶《おけ》に溝渠の水を汲み、貝を集めた後は、網を入れてフナやドジョウを求めたが、真夏というのに、どういうわけか採れなかった。この日は民家に泊めてもらい、早速、実験を試みた。直径五センチ、深さ二センチほどのガラス製のシャーレをいくつか用意して、採ってきた貝をひとつずつ、溝渠の水と共に入れる。水に入るや蓋《ふた》を開いた貝は、カタツムリのように二つの目を出してガラスの底を徘徊《はいかい》する。動きは意外に早く、活発だった。

深さ一〇センチほどのビーカーに牛の糞《ふん》を投じて多数のミラシジウムを孵化させ、

ルーペで観察しながらスポイトでミラシジウムを採り、シャーレの中に入れる。この貝が中間宿主であれば、ミラシジウムは貝の中に侵入し、貝の中で変態を遂げて、セルカリアになるはずである。

宮入のスポイトを握る手が震えていた。鈴木は大きなルーペをシャーレにあてがい、ミラシジウムが入った瞬間からの様子を凝視する。宮入がミラシジウムの入ったスポイトの水をシャーレに吐き出すと、宮入も即座にルーペを取る……。

多数生えている毛を絶えまなく動かすミラシジウムは、水中で活発に動いていたが、一分もすると一匹が引き込まれるようにして貝の体内に入った。すると、他のミラシジウムも続く。次のシャーレでも実験を試みる。結果は、同じだった。貝を複数個入れて、ミラシジウムを放しても時間の長短はあれ、ミラシジウムは一匹残らず、貝の体内に入ったのである。宮入と鈴木は興奮し、言葉がなかなか出なかった。落ち着いた頃、宮入は鈴木にこう言ったと伝えられる。

「鈴木君、愉快だなあ。実に愉快じゃないか」

これが中間宿主発見の喜びの声であった。ときは七月二十日である。

その喜びも翌日の朝には醒《さ》めた。確かに中間宿主のようだが、ミラシジウムが貝の中で変態し、セルカリアが出て来なくては「中間宿主確定」とはいえないのだ。宮入も鈴木も、吸虫類の一種「肝蛭《かんてつ》」の中間宿主確定の紆余《うよ》曲折を思い浮かべていた。

肝蛭はその名前の通り、肝臓に寄生する蛭《ひる》状の吸虫類である。全世界に分布し、主として牛、羊、馬など草食性の動物に寄生し、肝臓障害を引き起こす。畜産上重大な寄生虫であるが、人間やネズミ、犬にも寄生する。原因となる成虫は十八世紀半ばに既に発見されたが、中間宿主の決定には実に一世紀に及ぶ時間を要し、一八八二（明治十五）年、数々の寄生虫の生活史を解明し、「寄生虫学」の創始者と評されるドイツのルドルフ・ロイカルトによってようやく決着を見た。

日本住血吸虫と同様に糞の中の卵が水中で孵化するが、ミラシジウムとなるまでは二週間かかる。ミラシジウムに成長した肝蛭は、ヒメモノアラガイという殻の長さ二〜三センチのタニシに似た巻き貝に寄生して、変態し、セルカリアになる。ヒメモノアラガイを中間宿主とするまで、ロイカルトは日本住血吸虫の中間宿主の探索と同様にさまざまなものを調べた。

あるとき、研究室で孵化させたミラシジウムが、殻の長さが五センチ近くもある大型の巻き貝に入り込んだのを見て欣喜雀躍《きんきじゃくやく》した。毎日、毎日、目を凝らしルーペで観察したものの、二週間経過してもセルカリアは現れない。貝を開いて顕微鏡で見るとミラシジウムがそのままあった。どうやら、この貝では成長しないらしい。ロイカルトは川に行き、他の貝を求めた。その地方にある貝で目立つものに、長さ五センチの貝よりも一回り小さいヒメモノアラガイがあった。これを使ってみると、今度は成功。無事にセルカリアが登場した。

しかし、ここで話が終わるほど、自然科学の世界は甘いものではない。

ロイカルトは喜び勇んで、ネズミを水につけて感染を試みたものの、徒労に終わる。セルカリアはネズミに入り込まなかったのだ。ここでロイカルトは、ヒメモノアラガイは第一の中間宿主であり第二の中間宿主が他にあるのではないか、と考えねばならなかった。ヒメモノアラガイが棲《す》む川や沼を調べ、セルカリアが水草やミジンコなどの微生物を第二中間宿主としてメタセルカリア（メタとは「後続の」の意味を表す英語）になって、ようやく家畜や人間などの宿主に感染することを突き止めたのだった。

宮川の研究により、日本住血吸虫においてはセルカリアが宿主に入ることは判明している。つまり、第二中間宿主の手を借りてメタセルカリアとなることはあり得ない。とすれば、中間宿主とみなされる小さな貝の中でミラシジウムが成長して、セルカリアが出て来れば、堂々と「中間宿主決定」と叫べるのだ。もし、セルカリアが出て来なければ、ロイカルトにならって違う貝、あるいは他の生物を探さなくてはならない。

宮入と鈴木は、ミラシジウムとセルカリアの中間の過程を肝蛭の例にならって予想を立てた。肝蛭の場合、第一中間宿主のヒメモノアラガイの体内に入ったミラシジウムは、外敵のない貝の中で多数の繊毛を脱ぎ捨て、多数の胞子を体内に宿した「スポロシスト(sporocyst)」になる。スポロシストは胞子を守る大きな袋の役割を果たしている。いわば分身の術のようなもので、一匹のミラシジウムが将来的には数個から十数個の肝蛭を生み出す。胞子とは植物における「種」に相当する。ひとつのヒマワリが多数の種を残すのと同じようなものなのだ。

貝の体内の栄養分を奪ってスポロシストは大きくなり、体内の胞子も活発に動き出して成長してくると胞子は簡単な口、消化管を備えた幼虫「レジア(redia)」になり、スポロシストから飛び出す。ここからがまた、おもしろい。ひとつのレジアの体内に、数個から数十個のレジアができるのだ。区別をつけるために、新しく誕生したレジアを「娘レジア」、娘レジアを宿すレジアを「母レジア」ともよぶ。

ひとつひとつの娘レジアの体内に体部と尾部よりなる感染幼虫のセルカリアが誕生して発育し、娘レジアの体内を破って出ると、世話になったヒメモノアラガイに別れを告げて、水中を泳ぎ、藻や微生物を第二中間宿主としてメタセルカリアとなって人間や家畜に感染する。一個の卵から数千のセルカリアができるわけである。

日本住血吸虫の場合も同様ではないか、と二人は考えた。スポロシスト→レジア→

娘レジア→セルカリアとなるのではないか。ミラシジウムを孵化《ふか》させて、何百という貝に寄生させて中身を取り出し、しらみつぶしに顕微鏡でレジアやセルカリアがあるかを観察せねばならない。

今、目の前にある小さな巻き貝の中身をピンセットでつまんで取り出すのは非常に難しい手先仕事である。蓋を閉じてしまったら、針を差し込んでこじ開けるしかない。体が小さいため閉じる力も弱いかと思いきや、万年筆の先や細い針で簡単に開けられるほど脆弱ではなかった。こんなとき、学者は同じことを考えるものだ。山梨で吉岡や土屋が行ったように、厚めのガラス板を二枚使って、貝を一度に五個ほど挟み込み、殻ごとつぶして、顕微鏡で内部を観察した。

変態過程の探索の中、予想していない方向に実験は進む。貝から出て、水中を自由にかつ活発に泳ぎまわるセルカリアを観察していると、セルカリアには二種類あることを知った。尾の先が二つに分かれているものと、オタマジャクシのように分かれていない真っすぐのものである。

宮川の実験では、体内に入ったセルカリアの尾は分岐していないものだけだった。これはどういうことか、と宮入と鈴木は混乱する。肝蛭のセルカリアでは、宿主に侵入する前も侵入した後も尾は分岐していない。どちらかが他の寄生虫のものである可能性も考えられた。当地には肝臓ジストマの流行もある。二人は、尾の分かれている セルカリアと分かれていないセルカリアをそれぞれ別々にビーカーに集め、ハツカネズミをひたして感染を試みる。

三週間後に解剖してみたところ、尾が分岐しているセルカリアにつけられたハツカネズミのみ、門脈に日本住血吸虫の成虫が認められ、感染が確定した。そして、もうひとつわかったことがあった。

体内に入ったセルカリアは尾部がない。これは宮川の実験からも判明していた。入った直後のものも同じである。セルカリアは宿主の体内に入ると同時に尾を捨ててしまうようだ。人間の血管、リンパ管に入るには分岐した尾は邪魔であるらしい。

この結果が出た直後、貝の体内に分岐した尾を持つセルカリアが入ったスポロシストを見つけ、貝を大切に別のシャーレに移して、この成長を追った。そこで、セルカリアが水中に出たとき、ハツカネズミをつけて三週間後に解剖したところ、門脈に日本住血吸虫が見つかったのである。

二人は安堵《あんど》した。日本住血吸虫は肝蛭とは違い、メタセルカリアの過程を持たず、セルカリアで感染することが判明し、ロイカルトの轍は踏まずに済んだのだった。

俄然、力がわいた二人は実験的にミラシジウムを感染させた貝の体内を終日、丁寧に見ていく。ミラシジウムからスポロシストとなるにはおよそ一週間前後を要した。

そこから、さあ、レジアになるか、と思い二週間待ったが、そうはならない。スポロシストの中にスポロシストができているのである。二人はとりあえず、前者を母スポロシスト（mother sporocyst）、後者を娘スポロシスト（daughter sporocyst）と考えて観察を進めたところ、娘スポロシストのそれぞれの体内に尾が分岐しているセルカリアが成長しているのを認めた。どうやら、レジアの過程を娘スポロシストが果たしているらしいのだ。研究室では飽き足らず、有毒溝渠から毎日、貝を採集して調べ、同じ観察を繰り返したが、レジアらしきものはまったく見つからない。

有毒溝渠との出会いから二カ月。日本住血吸虫は、卵からミラシジウムに孵化して中間宿主の貝に入ると貝の中でまずは母スポロシストに、次に娘スポロシストに変態する。母スポロシストが破れて娘スポロシストが遊離し、娘スポロシストの内部でセルカリアが多数形成される。セルカリアは娘スポロシストから出て、貝から出る。卵が孵化してからおよそ一カ月あまりの時間を要して「第二中間宿主はない」ことが確定した。桂田の発見以後から八年経ても医学界を悩ましてきた日本住血吸虫症の感染経路は、淡水性の巻き貝が中間宿主、と遂に突き止められたのである。早速、この結果は同年九月発行の『東京医事新誌』一八三六号に「日本住血吸虫ノ発育ニ関スル追加」と題して報告され、多くの研究者を驚かせた。そこで、重要な問題が持ち上がる。

宮入、鈴木が中間宿主と唱える貝が一体、何の貝か、である。日本全国、ごく普通に水田や小川に見られるものなのか、日本住血吸虫症の見られる地域のみに棲息するのか。多くの学者は、淡水産の小型の巻き貝だから全国どこにでも見られるカワニナではないか、と疑った。

この貝はカワニナではなかった。似てはいるが、カワニナならば螺層は四がほとんどである。各国の文献はもちろん、大英博物館が発行する世界の貝の最新の分類表にも記載されていない新種の貝であった。

学界では、名称決定にあたって当然のように発見者の宮入にちなみ「ミヤイリガイ(宮入貝)」と決めた。宮入は至極恐縮して、『片山記』に敬意を表してカタヤマガイ(片山貝)とよんではどうか、と提案、ミヤイリガイ、カタヤマガイのどちらの名称でも登録されることになった。のちに鈴木は岡山医科大(現・岡山大学医学部)の細菌学の教授に就任している。岡山といえば、日本住血吸虫の虫体を発見した桂田のゆかりがあるだけに縁といえようか。

4

山梨、広島でもそれぞれにミヤイリガイ探しが始まる。山梨では九月末、土屋が、流行地である中巨摩郡国母《こくぼ》村（甲府市）の水田よりミヤイリガイらしき貝を採集し、体内を顕微鏡で観察したところ、尾部が分かれているセルカリアを多数見出《みいだ》した。ビーカー内に入れると活発に泳ぎ回った。

人糞から取った寄生虫卵を孵化させたミラシジウムが泳ぐシャーレの中に、この貝を投じるとミラシジウムは突撃するように、体内に侵入する。貝の中には、一匹のミラシジウムしか入れないのではなく、複数入ることも知った。

土屋はミヤイリガイが山梨にも棲息し、中間宿主であることを県に報告した。また、宮入も山梨を訪問してミヤイリガイであることを認めた。広島では藤浪が片山の水田で、小規模の流行地の岡山県小田郡の大江村（井原市）では桂田がミヤイリガイの存在を確認し、独自に感染を試みて成功した。

福岡県の久留米の宮ノ陣村荒瀬にある、かつては供物《くもつ》が絶えなかった宝満宮の日陰の湿った場所にもミヤイリガイは見つかった。洪水のたびに川から何千、何万と運び込まれてきたわけだ。水が溢《あふ》れた後に裸足で歩けば、より霊験あらたかというのはセルカリアがミヤイリガイから多数飛び出し、その水に足が触れ、感染が成立することだった。これが宝満宮の霊験の正体である。ミヤイリガイは流れの緩い河川の浅瀬や水田、灌漑《かんがい》用の溝渠、それらの近辺の湿地帯などに棲息していた。

宿主がわかるとミラシジウム、セルカリアの性質の研究も進む。卵から孵化したミラシジウムは球形の体を縦横にして懸命に水中を泳ぎ、ミヤイリガイを探す。このあいだ、ミラシジウムは餌《えさ》を採らない。何も食べずにミヤイリガイを探し、侵入を試みるが、ミヤイリガイを見つけられなければ四十八時間内に死ぬ。わずか二日のはかない命であることを多くの研究者が確かめた。

ミラシジウムにも雄と雌があった。雄のミラシジウムから生まれるセルカリアはすべて雄、雌のミラシジウムからは雌のセルカリアしか生まれないことも明らかとなった。運よくミヤイリガイに侵入でき、セルカリアになった日本住血吸虫の幼虫は、今度は人間や牛、犬といった〝終《つい》の住処《すみか》〟を必死に探す。先が二つに分かれている尾を必死に振って、懸命に動き、宿主を見つけると泳ぐ速度をさらに上げて入り込む。視覚が優れているのか、嗅覚《きゅうかく》が優れているのかが議論された。本当のことはセルカリアにたずねないとわからないが、どうも、セルカリアは全身の感受性が強く、全身で本能的に宿主の匂《にお》いを察知して活発に動くことができるようだった。皮膚に入ったときに尾が取れる。結局、尾は泳ぐために必要で、宿主に入って生きるためには無用なので捨ててしまうわけだ。この尾は非常に取れやすい。滝などの強い流れに乗ったり、水面に降った雨など、外界からの刺激でも外れる。ミヤイリガイが棲息する場所は、流れがあっても急流ではない緩やかな所ばかりであるのは、セルカリア自身が生きるための場所を選んでいる、と言えそうだった。

ミヤイリガイにとって日本住血吸虫の感染は百害あって一利なし、であった。一個のミヤイリガイにはだいたい二〜四匹のミラシジウムが入る。もちろん一匹だけのもある。ミラシジウムはミヤイリガイの肝臓、腸の周辺や内部に寄生して血液やリンパ液などの体液をむさぼり吸い、母スポロシスト、娘スポロシストに変態する。一匹や二匹のミラシジウムに寄生されても、ミヤイリガイが餌を採れば何とか生きてゆけるが、一度に五匹以上のミラシジウムが入り込むと死ぬ。セルカリアが出た直後のミヤイリガイに再びミラシジウムが入ることもままあった。

いざ発見されて「この貝だ」と特定されれば、水田の畦《あぜ》や溝渠の壁や底などにおびただしく見られるのだから、中間宿主であるのがごく当たり前のように思え「なぜ、これまでに気がつかなかったのか」とも思いたくなる。どうして桂田、藤浪、土屋、宮川らが発見できなかったのか、との疑問も湧《わ》く。

実際、〝あと一歩〟というところまで宮川は達していた。セルカリアが体内に侵入した過程を突き止めた宮川は、研究室で孵化させたミラシジウムでは日本住血吸虫症に感染しないことを重視した。当然のごとく中間宿主の存在を考えて、ありとあらゆるものを探し、吉岡と同様にカワニナを疑った。宮川はカワニナを多数採集して、それらを研究室で飼育し、この水につけてウサギに感染を試みたところ、十一羽中二羽が感染した。二割にも満たない感染率である。自然界の中でならばともかく、感染する環境を整えた研究室で行う限りは、ウサギの体質もあるとはいえ、最低でも五割以上でなくては「感染した」とはいえない。

カワニナ中間宿主説は頓挫《とんざ》かと思ったものの、研究を続けたところ、カワニナの体内には合計で八種類のセルカリアが見つかった。カワニナよりも小型のミヤイリガイが中間宿主とわかってみれば、宮川の集めたカワニナの中にミヤイリガイが混じっていたか、ミヤイリガイをカワニナの幼貝と取り違えたのか、とも考えねばならない。

日本住血吸虫症がない地域にはミヤイリガイは棲息しない。では、なぜ、全国で四県のみにミヤイリガイがいるのか、という疑問に行き着く。気候、土の成分などあらゆる角度から検証がなされたが、摩訶不思議にも、日本住血吸虫症があるからミヤイリガイがいる、としか言えなかった。

いずれにしても、ミヤイリガイをなくせば糞から卵として排出され、ミラシジウム、セルカリア、成虫、また卵として排出される一連の生活史を断つことができ、日本住血吸虫症は根絶されることになる。

一匹のミラシジウムが一個のミヤイリガイに寄生すれば、何千ものセルカリアが生まれる。必然、ミヤイリガイの根絶が重要になる。ようやく日本住血吸虫症対策に対策らしいものを講じることができる。ただし、貝を殺す薬剤「殺貝剤《さつばいざい》」や貝の生態についての研究はこれからである。

各地の当局は、ミヤイリガイが地方病の原因である、と張り紙をし、医療関係者を派遣して、貝を退治する方法は未発見ながらも、啓蒙《けいもう》に努めた。県議会でも、一刻も早く治療法の確立を、の声が出ていたが、いまのところは腹水の除去しかない。

現場の農家はいつまでも待っていられない。甲府盆地一帯に流行地を抱える山梨では「ミヤイリガイをなくせば地方病はなくなる」と聞いた農民が、自発的に貝の退治に動き出すが、一度に全滅させる妙案は浮かばなかった。

だから、金もかからぬ原始的な方法に賭《か》ける。それは、涙ぐましいものであった。毎日、農民は人海戦術で貝を採集し、取り尽して根絶を達成しようとしたのである。

茶碗《ちゃわん》と箸《はし》を持って、一、二時間早く家を出る。水田に着いたら、箸で小指の先ほどの貝をつまみ取るのだ。ミヤイリガイであれ、カワニナであれ、タニシであれ、貝という貝を種類を問わず採り、村の広場に集めて焼却処分する。

水田に入る足は足袋も何もつけていない。貝を採ってもまた、地方病の再感染が起こることまで気は回らなかった。少ない所で一平方メートルあたり百個は軽く採集でき、ひどいところになるとミヤイリガイが何層にもかたまり、竹ぼうきで掃いてちりとりで集められるほどであった。目に入る範囲の貝が取り尽されてから、ようやく農作業に入る。三日、五日、一週間と費やしたが、水田や周囲の小川、溝渠にいる貝は取っても取っても減らない。農家は貝を取る時間を延ばしたものの、自分の範囲だけで手一杯で釜無川、笛吹川の本流、支流の流れに乗ってくるミヤイリガイには手の付けようがなかった。半年近く経過してもミヤイリガイは一向に減る気配を見せなかった。取られた分だけ戻すかのごとく、ミヤイリガイは繁殖率が極めて高かった。

農家にすれば無意味さも感じられたが、寒くなって雪が降り、来年の田植えの季節には貝が減っているかも、という淡い期待を抱いて貝の採集は続く。だが、春になっても貝は変わらぬ繁殖力で農家の胸中を苦しめた。

山梨地方病研究部は、ミヤイリガイ発見から四年後の大正六（一九一七）年度より、健気《けなげ》な農家の努力を後押しすべく、県の予算で貝一合（約一五〇グラム）につき五十銭での買い取りを実施する。ミヤイリガイが中間宿主と判明していなかったときには、患者がいるかいないかの病理的見地に基づいて有病地、非有病地として範囲を把握していた。ミヤイリガイがあるところはすべて感染の恐れがあるとする生物学的見地から有病地の定義は変わった。そうはいっても、農民の中には、ミヤイリガイが棲息していない地区に住んでいても、ミヤイリガイのいる場所に水田を持っているために地方病に罹《かか》る者もいるのだから、有病地の実態把握は複雑であった。

山梨、広島、佐賀、福岡の各県では、ミヤイリガイの棲息《せいそく》状況を丁寧に調査し、有病地面積と有病地市町村を定めた。結果は以下のようであった。

有病地	有病地面積（一ヘクタールは一万平方メートル）
山梨県……	七八〇一ヘクタール
広島県……	一二二七ヘクタール
佐賀県……	三九四六ヘクタール
福岡県……	三三三四ヘクタール

有病地	有病市町村数	有病地に住んでいる人口数（罹患《りかん》する可能性がある人数）
山梨県……	一市一町五百五十八村	二十二万人
広島県……	一市一町七村	二万八千人
佐賀県……	一町六村	六万人
福岡県……	一市一町九村	七万人

山梨が群を抜いている。山梨県中央部に位置して、甲府市を基点として特有の扇状地をなす甲府盆地が流行地と改めてわかった。詳しく言うと県のほぼ中央に位置する「中巨摩郡」、甲府盆地の北東部に位置する大菩薩嶺《だいぼさつれい》の複合扇状地の七里村（甲州市）や春日居村（笛吹市）のある「東山梨郡」、甲府盆地の北方になり中巨摩郡と東山梨郡に挟まれている「西山梨郡」、南東部が甲府盆地に接している「北巨摩郡」、北部と東部が東山梨郡と西山梨郡の南部に接する「東八代郡」、東八代郡と東北部を接し、釜無川と笛吹川が富士川になる合流地の「西八代郡」である。

このすべての行政区画内が流行地というのではなく、地区の一部にでもミヤイリガイがいると流行地として扱われる。釜無川、笛吹川及びその支流の恵みを受ける甲府盆地内はすべて流行地と考えねばならなくなった。当時の山梨県の行政区画は、これら七区画の他に北都留《きたつる》郡、南都留郡、南巨摩郡があったが、十区画のうち七つが地方病の流行地なのだ。面積においては広島の六倍、佐賀、福岡の二倍である。

広島では、神辺の中心部になる川南村をはじめ、芦田川が流れて神辺と境界をなす福山市の一部にもミヤイリガイの棲息があり、新たな片山病の患者も見つかった。広島の流行地は他の地域と比べれば狭いが、狭いとはいっても、徒歩で回るのはとても無理で、馬に乗っても一日で回れるかは難しい。

山梨の釜無川、笛吹川、これらが合流する富士川、広島の高屋川、芦田川、佐賀、福岡を流れる筑後川。これらは古来から洪水を頻繁に発生させてきた。特に武田信玄が信玄堤を建設した釜無川、筑後川の流域は国内でも屈指の洪水発生地で、洪水によってミヤイリガイは棲息地を広めたと考えていい。

小規模の流行地の岡山を含めて五県しかいない、と思われていたミヤイリガイだったが、利根川沿岸の茨城県生板《まないた》村や千葉県の佐倉、富士川の河口に近い静岡県沼津でも棲息が確認された。医療関係者が早速、調査をしたが、幸い岡山の小規模の流行地以下で腹が大きくなっているような患者はおらず、糞便に寄生虫卵が若干見られ、体調を損なうほどでもないようだった。

一体、どのようにして対策を進めればよいのか。各地で頭を悩ませたが、山梨では群を抜いて深刻だった。先に対策に着手したのは広島だった。ミヤイリガイ発見後、藤浪は治療薬も見つかっていない日本住血吸虫症をなくすにはミヤイリガイを殺すことが最も有効と考え、京都大学の研究室でミヤイリガイを飼育し、「殺貝剤」として考えられ得る薬剤の散布の有効性を検討していた。

稲などの農作物、ミヤイリガイ以外の魚などの水棲動物にはさほどの害がなく、安価でミヤイリガイを殺す強力なものが求められた。結果、藤浪は「生石灰《せいせっかい》」が条件を満たすと判断する。生石灰は酸化カルシウムといい、カルシウムに酸素が化合した、水によく溶ける白い粉末の物質である。ミヤイリガイのいる水の量を百とすれば、生石灰を一から二の割合にして濃度を一〜二％にすれば、二十四時間以内に九〇％以上のミヤイリガイを殺すことができる。生石灰はミヤイリガイの体表面を覆《おお》って皮膚に入り込み、神経系統を麻痺《まひ》させて呼吸困難に陥らせ、死亡させる。

三％以上にすれば、殺貝効果はさらに上がるが、農作物や魚に悪影響を起こす、と考えられた。ただし、二％の適度な範囲であれば、生石灰は肥料としても効果はある。石灰はアルカリ性物質で酸性土壌の日本において中和剤として用いられていた。石灰自体に栄養分はないが、土壌改良の役割を果たすのである。国内で製造しているので一袋二二・五キロの単位で売られる生石灰は価格的にも安い。

発案者の藤浪は、

「一年で終わりではありません。生石灰の散布は、ミヤイリガイがゼロになるまで続けます。休めば、もとに戻ると考えて下さい」

神辺の役場で説明会を実施して、世界で初めて行われる住血吸虫症の対策へ地道な協力を懇願した。

大正七（一九一八）年四月より生石灰の散布は実行された。併せてこれまでの地方病研究会をさらに発展させ、有病九地区が運営する『広島県地方病撲滅組合』を組織し、殺貝剤の散布などを農民や青年団に指導していく。野外での散布は二％。水田であれば、面積と水深を計算して水の量を割り出し、二％になるよう一面にまんべんなく行き渡るよう手で撒《ま》く。溝渠であれば、流れを二、三時間、一時的にせき止めて上流からやや多めに生石灰を流す。

ミヤイリガイの生態の研究も進む。生活のすべてを水の中で過ごすのではなく、水陸両棲で田に近い溝渠や畦を好み、また、これら近辺の適度な湿り気のある草むらにも多く見られる。日中は真夏以外の直射日光を浴びても生き、ある程度の乾燥にも強い。草の蔭《かげ》や葉の裏には特に多く見られた。これらの場所では鍬《くわ》やほうきで貝を水中に落としてから、生石灰を投与する方法が講じられた。貝を殺すぐらいだから、水中に既に泳いでいるミラシジウムやセルカリアを殺す能力も十分ある。糞便を肥料にして水田でミラシジウムが孵化しても、生石灰に出食わせば生きてはいられない。

藤浪が考案した殺貝方法であり、広島が導入したのは当然とも思えるが、積極的に導入したのには決定的な理由があった。有病地における徴兵検査の不合格者率が群を抜いて高かったのである。

大正二（一九一三）年の徴兵検査結果では有病地の受検者数百二十人のうち、甲種合格者は五十二人で合格率は四三％。隣町になる現在の福山市の無病地では、受検者数四百一人で甲種合格者百八十六人と四六％であった。甲種合格者だけを見ればさほどの差はないが、不合格者の点から見ると明らかな差が出る。無病地の不合格者は三十一人で七％であるのに、有病地の不合格者は五十人で四二％もあったのだ。広島県内において、これだけ高率の不合格者を出すのは有病地だけである。

地方病研究会が広島県地方病撲滅組合となったのには、そんな経緯もあった。初年度の大正七（一九一八）年、有病地一帯に延べ千袋（二二五トン）の殺貝剤を用いた。

この大正七年、桂田と藤浪は日本住血吸虫の発見という学術的業績により、帝国学士院賞（現・日本学士院賞）を二人同時に受賞した。

5

山梨、佐賀、福岡の当局は広島の経過を見守った。広島は効果を祈るのみであった。効果が認められれば佐賀と福岡は即時導入する意向だったが、山梨地方病研究部では意見が割れた。広島の六倍強という広大な有病地面積一帯に生石灰を散布しても、果たして効果が期待できるのか。六倍強の有病地面積とは少なく見積もっても貝も六倍棲息していることになる。生石灰も六倍の量が必要だが、それだけ散布してもミヤイリガイがいなくなる、と単純には考えられず、困難が次々と出てくる気がしていた。

生石灰にしても、研究室では効果があっても、野外では本当に効果があるものなのか。初めて明らかとなる短所も少なくはないだろう。山梨県の衛生部と地方病研究部は、研究員をそれぞれ一人ずつ広島に定期的に派遣して調査させた。それでも、広島の経過を見ながら導入していくしか地方病の対策はない。

その前に啓蒙活動を活発にする必要性があった。特に必要なのは小学生である。小さい頃に罹患すれば、成長に大きな影響を与え、とりかえしがつかない。小学生の肌は柔らかい。また、毛穴も緩い。セルカリアは簡単に侵入してゆく。男子よりも女子は細心の注意を払うべきである、と三神三朗は、自ら校医を務める二つの小学校の生徒の診断から山梨地方病研究部に報告していた。

山梨地方病研究部は大正六（一九一七）年五月、図解をもとにした予防パンフレット『俺《わし》は地方病博士だ　日本住血吸虫病の話』を一万五〇〇〇部作成し、有病地内の小学生に無償で配布した。パンフレットといっても、多色刷りの絵を入れた教科書で、紙の質もよく、時代を考えると大層立派なものであった。

学童の興味をひくために、三人の登場人物の物語という構成となっている。

小学生の凸坊《でこぼう》と茶目子が小川で魚獲《と》りをしていると、突然「危険《あぶない》、危険《あぶない》」とシルクハットに洋服、ステッキを持ち、髭を蓄えた手品師風の紳士が現れて二人を引きずり出す。わけがわからず、泣いて許しを乞《こ》う二人をなだめながら紳士は、

「怖がることはない。俺《わし》は地方病博士だ。このあたりのみなさんに地方病のことを知らせに回り歩いている。俺の話をよく聞いて、おうちの人に話しなさい。そうすれば、ご褒美をあげよう」

と言い、胸奥のポケットから、小冊子（『俺は地方病博士だ』のこと）を一冊ずつ渡して二人に地方病の原因や症状、ミヤイリガイなどをわかりやすく教えてゆく。この中には、

「こんな病気が広がってくると国が貧乏になって弱くなり、ドイツどころか支那《シナ》（中国）と戦争もできないようになるかもしれない。だから、こんな病気の虫は早く退治してしまわねばならぬ」

といった軍国主義を反映する一文もあるし、

「病気の研究ができて、原因がわかったから、予防することも駆除することも知れてるが、困ったことに実際、やるのがむずかしいのだ。一人や二人がいくら心配して駆除しようとしても駄目だ。その地方の人が全体で力を協《あわ》せてやらねばならぬ」

子どもにも社会全体に協力するよう強く呼びかけてもいる。山梨地方病研究部は学校長、教員にこのパンフレットを授業で読みきかせるよう義務づけ、絵の差し替え、茶目子が茶目吉に改められるなど適宜、修正を加えて増刷されていった。水田でミヤイリガイを見せ、また、感想文などを書かせる指導も施す。ミヤイリガイ採集の奨励を促すパンフレットも三万部刷り、有病地の町長、村長、各青年団に渡し、町内、村内で採集を奨励させた。

小学生たちは放課後、小遣い銭欲しさにミヤイリガイの採集に励んでいた。教員らは地方病撲滅のためにはこうした運動はむしろ望ましいと奨励したが「学校は子どもを殺すのか」と父兄らは激怒した。大切な息子や娘を絶対に百姓にはさせない、と農家の家庭では願う者が多かったが、経済的状況などからやむなく農業を継がせなくてはならない。それでも野良《のら》仕事はもちろん、ミヤイリガイの採集もさせたくない。幼いときに地方病にかかって成長が止まることを恐れていた。裸足で水田に入っている子どももおり、父兄が教員に食ってかかると、教員側は、子どもの協力も今の山梨には必要、と述べる。父兄と教員との間で口論が続いた。

山梨県の有病地一市一町六十二村が対象となったミヤイリガイの採集は、大正六（一九一七）年の初年度は一・八石（四・五俵＝約二七〇キロ　一石は米俵二・五俵＝約一五〇キロ＝約一八〇リットル）、二年目は五・二石（十三俵＝約七八〇キロ）、三年目も五・一石、四年目には五石（十二・五俵＝約七五〇キロ）、五年目の大正十（一九二一）年は四・九石（十二・二俵＝約七三二キロ）。この流れを見ても、取られた分だけミヤイリガイは増すようだった。

採集している七年間、ミヤイリガイの天敵を探している開業医もいた。中巨摩郡西《さい》条《じょう》村（昭和町）の杉浦健造であった。伊藤博文の侍医の門下で医学を修め、明治二十四（一八九一）年に帰郷し、杉浦医院を開業した杉浦も石和村の吉岡、大鎌田村の三神三朗と同様、地方病の対策に私財を投じ、明治二十五（一八九二）年には『山梨地方病の臨床所見』と題する報告書を県に提出し、対策の強化を訴えた。

杉浦はアヒル、ザリガニ、ホタルの幼虫、トンボの幼虫のヤゴを自宅で飼育して、それらがミヤイリガイを食べることを確かめた。勇んで、流行地の水田でも試みたが、ザリガニは稲を捕食し、アヒルはドジョウや小魚を追いかけ、ホタルの幼虫やヤゴは小さな水棲昆虫を食べる。狭い研究室にミヤイリガイしかなければ捕食するが、魚も虫もふんだんにいる自然の状態であれば、何も堅い殻があって身の少ないミヤイリガイを食べる必要はないのだ。天敵作戦必ずしも有効ならずの現実が見えたが、それでも杉浦は根気よく天敵を捜し求めた。

その頃、広島では生石灰の効果が出た。大正七（一九一八）年と翌年度は一万袋（一二五トン）を用いたが、三年目には三万二千袋（七二〇トン）、四年目には完全撲滅を目的に五万二千袋（一一七〇トン）を使用した。貝は水田では所々でしか見えなくなり、溝渠《こうきょ》においてはさらに効果があった。

散布前であれば一間（約一・八メートル）で二百〜三百個は集められたミヤイリガイが、大正九（一九二〇）年には三十間（約五四メートル）も探さないと集まらなくなった。かぶれに悩まされた田植えの季節になっても、農民たちはかぶれがなくなる。山梨から現地調査に赴いた研究員に地元の農民はその効果を称賛し、かぶれにかからなくなったのが物足りない、という冗談まで出ていた。

特に川南村は昔から濃厚な有病地だったが、ここでもかぶれが消えた。大正十（一九二一）年、藤浪は動物実験を行う。ウサギ十六羽を川南村の溝渠の水につけて感染を試みたところ、感染はわずか一羽だった。この年、藤浪は、京都大学の研究室に持ち帰るミヤイリガイの採集に一苦労し、

「皆さん、一個一円でミヤイリガイを買いますから集めて下さい」

と、すっかり親しくなった村人に笑って話したくらいであった。

ミヤイリガイの生態の研究は藤浪により進む。寿命は二～三年間。冬場は越冬する。越冬場所は水の抜けた水田の地表、畦道の石垣の隙間《すきま》や石の下、溝渠に接する枯れた草の根元、ネズミ穴の中などで、凍りつく中でもミヤイリガイは死なない。しかし、熱には弱い。六十度ほどの熱湯で即死する。作物の都合などで石灰が撒けない場所では熱湯あるいは火炎を使って殺貝すればいい、と考えた。

また、大正九年から広島県地方病撲滅組合は患者数、死亡者数の統計を取り始めていた。大正九年の患者数は二千百五十人、死亡者は十一人と有病地の人口二万八千人における死亡率は〇・五％。大正十年の患者数は千八百六十一人で十一人が死亡していた。ちなみに患者数は把握していないが、大正七年の死亡者は二十三人、大正八年が十八人であり、死亡率は大正九年のものより高い。これ以前は、殺貝剤は散布され

ておらず、さらに死亡率が高かったのは疑いない。大正十年の患者数が前年度より三百人近く減ったのは生石灰の効果が出て新規発生がなくなったため、と広島県地方病撲滅組合は考察した。生石灰の散布には、短所も目についてきた。まず、量があるだけに重い。運ぶのが厄介で、散布するのには大八車に乗せて何度も往復し、村中の者が総出になって桶を持って手で散布する方法を講じなければならない。いちいち撒く量を二％になるよう計算するのも面倒だった。

火傷《やけど》や火事を起こす事故も相次ぐ。生石灰の成分であるカルシウムは、十分に乾燥していれば水に触れると発熱することもある。散布中、石灰の袋に雨が降り石灰袋が発火した。大八車が燃え上がったが、水で消火作業はできない。土をかけて何とか消し止めた。納屋に収納しておいたところ、雨漏りにより発火し、納屋が全焼したこともあった。散布による子どもの火傷も少なくなかった。

それでも、発火や運搬の面倒臭さなどの短所はいわば薬の副作用。ミヤイリガイを殺す絶大な長所と比べてバランスを考えれば生石灰は貴重な薬剤、と広島県地方病撲滅組合は考え、住民も反対しなかった。散布に真剣であったのだ。適量であれば、中和剤としての肥料になるのも好都合であったらしい。

ミヤイリガイの発見は、世界の医学者を困惑させ未《いま》だに不明であった、ビルハルツ住血吸虫症の中間宿主が、日本住血吸虫症と同じく淡水性の巻き貝にあることを見つける契機ともなった。ロンドン熱帯医学校の医師であるロバート・レイパーは、中国に見られる日本住血吸虫症の感染経路と分布調査を命じられ、大正二（一九一三）年に上海に赴いた。レイパーも中間宿主の存在を疑い、上海を基点に周辺地で一年半あまり、日本の研究者と同様に川や水田を調べたものの見つからない。そこで日本へ出張し、藤浪を訪ねた。日本住血吸虫症における中間宿主がミヤイリガイであることが、前年に宮入によって判明していたことをレイパーはこのとき知る。

藤浪の紹介でレイパーは神辺に行く。住民の誰もがミヤイリガイが中間宿主であることを知っていた。レイパーがミヤイリガイを持ち帰りたい、と希望を述べると、人力車の車夫が片山の民家から拝借したほうきで瞬《また》く間に百個ほど集めた。このときは未《ま》だ殺貝剤は散布されてはいない。車夫の案内で、千個近いミヤイリガイを集めて、船の中で飼育し、上海でマウスへの感染に成功した。そして、上海周辺の水田にもミヤイリガイがおり、セルカリアがいることを確かめ、マウスへの感染に成功する。

大正四（一九一五）年からレイパーは四年間、アフリカに滞在し、未だに不明であったビルハルツ住血吸虫症の中間宿主がタニシに似ている淡水性の巻き貝であることを発見した。ビルハルツ住血吸虫の成虫も日本住血吸虫と形態、長さがほぼ同じで、雌雄が抱き合って暮らす性質も同様であった。寄生部位は門脈ではなく膀胱《ぼうこう》や肛門《こうもん》の静脈内で、血尿や尿毒症を起こす。ただ、ビルハルツ住血吸虫は生命を脅《おびや》かす点では日本住血吸虫には及ばない。ビルハルツ住血吸虫の雌一匹の産卵数が一日三百個前後と少ないからである。日本住血吸虫であれば、一匹一日に最低でも三千五百個産卵する。危険度は産卵数も影響しているのだ。

また、明治四十（一九〇七）年、アフリカには、ビルハルツ住血吸虫症の他にもうひとつ、日本住血吸虫症とほぼ同じ臨床症状を呈するが、日本住血吸虫より小型であるマンソン住血吸虫がいることが判明していた。レイパーはアフリカ滞在中、マンソン住血吸虫の中間宿主はビルハルツ住血吸虫とも違う、扁平《へんぺい》状で直径一センチ大の淡水性の「ヒラマキガイ」であることを突き止める大仕事を成し遂げた。

国命を受けて上海に赴いた医学者が中国では中間宿主を確かめられず、神辺で車夫の力を借りて採集したミヤイリガイを知ったことで、アフリカで二種類の住血吸虫の中間宿主を発見したのは興味深い史実である。

第４章　病院列車

1

山梨地方病研究部では、生石灰の効果を静観する一方で、治療薬探しのために東京の製薬会社や研究者と相談を重ねていた。大正九（一九二〇）年に新潟医学専門学校（現・新潟大学医学部）教授の川村麟也《りんや》が地方病研究部の嘱託となると、その動きは強まる。川村は東京帝大卒業後、新潟、山形、秋田の日本海側の米どころで多数の死者を出していた「恙虫病《つつがむし》」の治療薬開発のため、新潟に招かれて疫学《えきがく》をまとめたが、治療薬は未《ま》だなかった。日本住血吸虫にも範囲を広げたのは、川村が北巨摩郡塩崎村（甲斐市）の出身で幼い頃から関心があり、東大の学友が取り組んでいたからである。それを知った山梨県側は嘱託を依頼した。

また、セルカリアの体内での発育史を解明した宮川米次も東大の研究室で、同僚の西業求《みちとも》と共に治療薬の開発に取り組む。さまざまな薬がドイツを中心に輸入され、国内の薬品会社での製造も盛んとなり、関係者の期待は大きかった。日本住血吸虫症はマウスやウサギなどの動物実験が行いやすく、治療薬の開発にあたっては感染させた実験動物に治療薬を注射して経過を見てゆけばいい。そのために大量の動物が「世のため人のため」の大義名分のもとで犠牲となる。

各種の薬品を確かめ、動物の観察をした結果、早くも一年後には治療薬として実用化できそうなものが見つかった。

川村は、酒石酸《しゅせきさん》という薬品にアンチモン剤を化合させた物質と水銀剤の二種の薬品に絞り込む。アンチモンは十七世紀からヨーロッパで医薬品に用いられ、性病や不治とされてきた数々の寄生虫病の駆虫薬に使われてきた。医薬品のほかに活字の合金や日本画の顔料に使用されるなど、用途は多岐にわたる。

宮川は、ビルハルツ住血吸虫症に有効とされる酒石酸のアンチモン剤が最も有効ではないか、と山梨県産のミヤイリガイを用いた動物実験で確かめた。

日本住血吸虫症の感染の初期に注射をすれば、体内では成虫に達する前にほとんどのセルカリアを殺すことができる。成虫に達してから注射しても駆虫効果が期待でき、寄生虫卵も殺せる。投与中、糞便《ふんべん》検査を数回行って、寄生虫卵がまったく見られなくなれば「治癒《ちゆ》した」といえる。

アンチモン剤も水銀剤も効くが、量が少し多くなると内臓に中毒作用を与え、実験動物そのものをも殺してしまう。従って、何回かに分けて注射しなければならない。言い方を変えれば、強い中毒作用があるからこそ、体内に巣食っている日本住血吸虫は死ぬのである。

宮川、西は東京の萬有舎蜜《ばんゆうせいみ》（後の萬有製薬）との合同研究を行い「毒性の弱いアンチモン剤」の開発を試みた。ビルハルツ住血吸虫症では酒石酸のアンチモン剤にカリウムを化合させた「酒石酸アンチモンカリウム」を使用しているが、カリウムの代わりにナトリウムを化合させた「酒石酸アンチモンナトリウム」にすれば毒性を著しく低下できる、とも突き止めた。各種実験動物で試みたが、毒性を完全には抑えられず、何回かに分けて静脈注射するしかなかった。静脈に注射するのは心臓↓肺↓腸↓門脈↓肝臓↓全身の血管と体内を駆け巡る効率が最もよいからだ。筋肉注射では、循環に時間がかかってしまう。

実用化に向けて「酒石酸アンチモンナトリウム」のマニュアル作成に向けた実験を繰り返した結果、大人の場合は総量三・〇グラムに達するようにし、初回を〇・三グラム、二回目は〇・六グラム、三回目以降は最高でも〇・六グラムにし、一日置きなど間隔を設ければ中毒を起こさない、と見えてきた。十二歳以下はこの半分、妊婦には投与しない。患者の状態によって、経過を見ながら投与量を変えるが、三回目以降の内容によっては注射回数は延べで十回以上、最低でも二十日間は要する。

宮川と西は、大正十一（一九二二）年九月にこの成果を発表した。萬有舎蜜はこの無色透明の薬の商品名を「スチブナール」と名付け、一本〇・六グラム入りのガラスのアンプルに入れて実用化に向けて動き出した。入念に動物実験したとはいえ、宮川も萬有舎蜜も人体に本当に効くか、心もとなかった。せめて百人ほどのデータを臨床的に得て、効果ありとしなければ、実用化は無理である。

流行地の住民に「治療薬が欲しい」といわれて、「この薬は効きます」とスチブナールを提供しても、実用化前の薬だ、と断れば受け入れてはくれないだろう。一般に使われている薬も、最初はすべて人体への臨床例を経ているが、最初の一人に投与するのはいつの時代も困難なものである。

実用化の手助けをしたい、と願い出た者がいた。三神三朗だった。自分が診察する地方病患者は重症から軽症まで三百七十人近くおり、半数以上が一刻も早い治療を望んでいる。スチブナールの投与を願う患者がどれほどいるかはわからないが、希望する患者に試験的に投与することを手伝わせて欲しい、と山梨県と山梨地方病研究部に申し出た。これまで手元にある種々の薬を患者に投じて治療を試みていた三神にとって、スチブナールの開発は鶴首《かくしゅ》していたものであった。県側はありがたく三神の懇願を受け入れ、萬有舎蜜は必要な数を無償提供し、結果を待つことにした。

九月末、三神は患者に問うた。

「有望な治療薬ができましたが、まだ臨床例はありません。試験的に使ってみますか」

二百人あまり、患者の六割近くが希望した。三神を厚く信頼している証左だった。

実験の精度を高めるために三神はまず、患者の糞便検査を行った。回虫や十二指腸虫を宿す患者も多く、それぞれの駆虫薬のチモール、ネマトールを投薬して退治してから、初回〇・三グラム、一日置きを原則として実験を開始した。

スチブナールを注射し、患者の反応を診察する。スチブナールは体内への刺激性が強いのか、静脈に注射針を入れて瞬間的に投与すると嘔吐《おうと》や悪心《おしん》、頭痛を起こす。ゆっくりと五分ぐらい時間をかけ、徐々に注射していくのがよいようだった。二回目以降も注射には時間をかける。三回目以降から患者によっては、発熱や激しい悪心、嘔吐を起こすなどの副作用を示す者が出てきた。三神はそれは中毒ではなく、体内の虫がスチブナールによって殺されている反応だと考えた。糞便に多量の寄生虫卵が見られたり、腹が膨れている患者ほど、この副作用が強く見られたからである。

四回目からは〇・四グラムを投与して反応を見て、糞便検査も行う。軽症の者ではこの頃から寄生虫卵が見られなくなった。重症の者には一回の投与量をやや多めにするが、まったく効果が見られない患者はいなかった。どの患者にも共通していたのは、注射も終わる頃になると顔色が良くなり、爽快感《そうかい》を持つことだった。長い間、巣食っていた虫がいなくなったという心理的作用もあるようだ。

治癒した者がいるという話を聞き、新たに三神に投与を求める者もいた。口コミが広がり、百人ほど患者が増え、実験は合計三百人となった。大鎌田村以外から来た患者もかなり含まれる。軽症の者は七回、多い者では十八回の静脈注射を行ったが、平均は十一回だった。

約一年の実験を終え、三神は大正十二（一九二三）年九月発行の医学雑誌『実験医報』の第九年第百八号に『スチブナールニヨル日本住血吸虫病患者ノ治療実験』と題して、副作用を示しながら治癒した患者、副作用を示さず治癒した者など七人の例を報告した。報告の最後には「結論」を五つ箇条書きにして掲げた。

一、スチブナールハ日本住血吸虫病ノ治療ニ付キ余ガ是迄使用シタル総テノ薬剤ノ中最モ優秀ナル効果アルヲ認ム。糞便ノ性状忽チニシテ佳良トナリ、先ヅ粘血便ハ初メ二三回ノ注射ニ依リテ著シク減少シ便通ノ回数モ少クナリ数回ノ注射ニヨリ全然粘血ヲ混ゼザルニ至ル。
二、糞便中ノ虫卵ノ数ノ速ニ減少スルコトハ他ノ何レノ薬剤ヨリモ顕著ニシテ臨牀上実ニ興味アルコトナリ。貧血ノ恢復ト同時ニ栄養状態ノ佳良トナルコトハ他ノ如何ナル薬剤及ビ栄養物ヲ以テスルモコノ薬品ノ如ク著シキ効果ヲ見タルコトナシ。
三、臨牀上多少ノ副作用アルモ三百例ノ患者中一回モ危険ナル副作用ヲ見タルコトナシ。一般医家ニ大ニ、ソノ使用ヲ推奨スベキ薬剤ナリト信ズ。
四、大便検査ノ結果虫卵ナキモノハコレヲ使用スルモ効ナカルベシ、コレヲ使用スルハ活動性虫卵保有者ニ限ルコトハ勿論ナリ。
五、肝臓及ビ脾臓ノ肥大シタルモノハ治療後数ケ月ヲ経過スルニソノ硬度著シク減ジ柔軟トナリ容積ヲ縮小スルハ確実ナリ。然レドモ全ク健康時ノ容積迄ニ縮小シタル例ハ未ダコレヲ見ズ。

一、スチブナールは私が日本住血吸虫病の治療で用いた薬の中で最も優秀な効果があることを認める。糞便の性状はたちまち良くなり、粘血便は最初の二、三回の注射により、著しく減少し、便通の回数も少なくなり、数回の注射により便には粘血が混じらなくなる。

二、スチブナールによる糞便中の虫卵の速やかな減少は、他の薬剤より顕著な効果を示すものであり、臨床上、実に興味深いものがある。貧血の回復と同時に、栄養状態が良くなることは他のいずれの薬剤、栄養物を持ってしても、このスチブナールのような効果は見られない。

三、スチブナールを臨床に用いての副作用は、三百人に適用して多少はあっても、危険な副作用は確認できなかった。スチブナールは、一般の医師におおいに使用を推奨すべき薬剤である。

四、大便検査の結果、虫卵が確認できないものにスチブナールを使用しても意味はない。スチブナールの使用は虫卵を保有する患者に限るのは勿論のことである。

五、肝臓及び脾臓の肥大した患者にスチブナールで治療を行えば、数カ月後、それら臓器の硬度は著しく減り、容積も縮小するのは確実である。しかしながら、全く健康時の容積にまで縮小した例はこれまでのところ私の臨床経験ではない。

四、はスチブナール投与は副作用があるため予防には使用しない、という意味も含む。

また、発育の止まった者に投与したところ、駆虫の効果を認め、体重の増加が見られた。成長が抑制されてからの時間の経過も考慮されるが、早くスチブナールを施せば、ある程度の成長は期待できる、とも三神は判断した。ただし、成長が止まって十年、十五年と長く時間が経過していれば、骨が成長する「化骨《かこつ》」が終わっているだろうから、身長の促進は望めないと考えられた。

三神の報告はスチブナール実用化へのゴーサインとなった。治療不可能であった日本住血吸虫症がいよいよ治療の段階に入る。これを機に中巨摩郡は、研究によって犠牲となった実験動物の供養《くよう》のために、杉浦健造が発起人となって中巨摩郡西条村（昭和町）の正覚寺《しょうがくじ》に「犬塚」を建立《こんりゅう》した。

大正六（一九一七）年から大正十三（一九二四）年まで八年間にわたって行われ、採集されたミヤイリガイは毎年五石（十二・五俵＝約七五〇キロ）台を保ち続け、延べ三十八石五斗八升七勺《しゃく》、およそ九十六俵（約五七六〇キロ）に上った。買い取り総価格は百二十五万九千三百六円。毎年五石を採集すれば翌年、翌々年には数は減ると関係者は予想したが、そうはならなかった。

広島に派遣された山梨地方病研究部の研究員の報告を聞けば「年間の予防費も増額して取り組んだものの、結果的にこれだけの金を使うとわかっていれば、生石灰を散布する方が良かった」という愚痴も関係者のあいだでは出る。結果の考察は難しい。

原始的な採集は効果がない、とわかっただけでも生石灰を散布していない佐賀、福岡にひとつのデータを呈示したことにはなる。

スチブナールが見つかり、山梨でそのテストが行われ、実用化が開始されるのは明るい材料だ。桂田富士郎の発見も未だなく、暗中模索だった二十年前を考えれば、治療とミヤイリガイの駆除がほぼ確立されたのは喜ばしい。だが、スチブナールにしても現在は三神のところで試験的に使っているに過ぎない。治療費は行政の負担にして早く一般的にしたい。また、新規の患者を出さないためには生石灰の散布も検討されねばならない。どこから手をつけるべきか、山梨県側は困惑した。

広島は大掛かりな殺貝《さつばい》を続けていた。大正十一(一九二二)年には患者数は千六百六人で死亡者は十九人、大正十二(一九二三)年は患者数千二百七十七人、死亡者十五人、大正十三(一九二四)年は患者数千七十七人、死亡者十七人と患者数は軒並みに減った。大正九(一九二〇)年に二千百五十人を記録したことから見れば、殺貝の効果は十二分にあったといえる。統計を見て広島県地方病撲滅組合は、一刻も早く根絶したい、との意を強くした。山梨での臨床実験で成功が判明したスチブナールを取り入れることを大正十三年の暮れに決める。

山梨県は、大正十三年から本格的に動き出す。きっかけは新知事の就任である。新山梨県知事の本間利雄は以前、広島県警察部長であった。本間は片山病の撲滅事業にも県の職員の一人のつもりでつくし、新任地の山梨では産業、教育の発展を妨げている地方病の撲滅を第一の課題とした。広島の事業に多大な影響を与えてもいる山梨県だが、本間は着任後の県内視察で、住民の一人一人がミヤイリガイを箸《はし》で集める姿を多数目にし、殺貝剤散布を行う必要を感じた。山梨における日本住血吸虫症の総患者数は不明でも、死亡者が県の総死亡者数に占める割合はわかっていた。

年度	全死亡者	住血吸虫症死亡者	全体に対する割合
大正四(一九一五)年	一万千八百十七人	百五人	〇・八九%
大正五(一九一六)年	一万二千八百六十七人	百四十六人	一・一三%
大正六(一九一七)年	一万二千六百五十五人	百四人	〇・八二%
大正七(一九一八)年	一万三千五百十三人	百十八人	〇・八七%
大正八(一九一九)年	一万四千七百十七人	百十二人	〇・七六%
大正九(一九二〇)年	一万六千六百五十五人	百九人	〇・六五%
大正十(一九二一)年	一万三千五百九十八人	百二人	〇・七五%
大正十一(一九二二)年	一万四千百九十二人	百五十九人	一・一二%

広島と有病地の面積が異なるとはいえ、片山の死亡者はここ数年は十人台である。本間には、百人を優に超える死亡者数は対策の遅れ以外の何物でもない、と感じられた。来年度からの事業の展開を決意した本間は、この年の八月に、懇意となっていた藤浪鑑を招聘《しょうへい》した。県内各地の流行地の各役所で「地方病予防撲滅講演会」を開催し、また一町（およそ一ヘクタール）以上の田畑を有する者を集めて、殺貝剤の効果と重要性をわかりやすく教える勉強会を設けた。主な流行地では標本や写真などの資料を展示して一般の関心を高める。

藤浪は朝から夜まで講演で休む暇がなかった。どこの会場でも、ミヤイリガイは採集してもなくならないのか、と同じ質問が藤浪に寄せられた。本年度も既に四石（十俵＝約六〇〇キロ）以上が集められていた。殺貝剤が広島で実用化される以前から、山梨では採集をしていると聞いてはいたが、統計が示すように藤浪は効果を認めなかった。さりとて一心に貝を集めてきた住民の心理を思うと「効果はない」と無下には言えない。殺貝剤を撒《ま》く方が効果は期待できる、と採集には触れずに答えたが、広島の六倍強の棲息《せいそく》範囲のミヤイリガイを根絶するのは尋常ではない、と痛感してもいた。

山梨県では大正十四（一九二五）年から生石灰散布の実施を決定した。すべての範囲に生石灰を散布する。そのためにミヤイリガイの棲息範囲の再調査に取り掛かる。スチブナールの治療は患者を治すことはできても、日本住血吸虫症の根絶には直接はつながらない。ミヤイリガイをなくすことが日本住血吸虫症そのものを絶つ。棲息範囲の調査結果が出た。四カ村が追加されていた。面積は一六〇五ヘクタール増え、九四〇六ヘクタールとなり、広島の八倍、佐賀、福岡の三倍強となったのである。

2

大正十四（一九二五）年二月十日、これまでの山梨地方病研究部を発展的に解消させて『山梨地方病予防撲滅期成組合』が組織された。一市七郡六十二カ村から七百人ほどの関係者が列席した発会式は盛大なもので、地方病をなくそう、という盛り上がりは見られたが、口にこそしないが「実際にそんなことが可能なのか」「ひとつの病気をなくすことなどできるわけがない」と不安を抱き、「地方病は宿命だから……」と思い込んでいる者が圧倒的だった。

席上、本間は、四月から十年間、総計費四十万円で撲滅事業を展開し、浄財には在京の山梨県出身者の過分な寄付も届いたことを伝え、百年の計ではなく十年の計で取り組む、と関係者を督励した。

生石灰散布は流行地の住民総出とし、ミヤイリガイが水田に現れる四月下旬から一カ月間、集中的に行う。一刻も早くなくしたいのは山々だが、農作業もあり、一年中行うことは無理なのだ。

相当な量を要する生石灰は運送費だけでも馬鹿《ばか》にならない。山梨県内では産出しておらず、近県から取り寄せることになるが、質も問題だ。これについても調査が行われた。長野、栃木、群馬、岐阜が産出地で、これらの石灰を藤浪に鑑定してもらったところ、質に相違はなかった。隣県で搬出に便利な長野県塩尻村（塩尻市）のものが採用される。

感染源となる糞便の取り扱いは、肥溜《こえだ》めなどでの長期放置が最も有効で、夏季は一週間、春、秋は二週間から三週間、冬季は一カ月の放置を義務づけた。肥溜めに糞便を入れておけば、直射日光により糞便は発酵して、虫卵は死滅する。もちろん野糞《のぐそ》は厳禁だ。子ども達にこの点を学校で指導する。

また、同じく感染源となる牛の使役を減らし、田畑での糞便は収集して肥溜めに入れるようにさせた。おもしろいことに馬における日本住血吸虫の感染は山梨ではほとんどなく、田畑での作業には馬の使用を奨励することになった。

地方病予防撲滅期成組合の研究者は、有病地の野ネズミを三十匹捕獲して解剖したところ、六匹の体内に日本住血吸虫の成虫を認めた。捕獲した頭数は少ないが、二割の感染率は人の感染率と同じ数字であるだけに、野ネズミや《や》イタチを積極的に駆除する指導を行う必要性が高まった。家庭では、犬猫の飼育を止めさせ、野ネズミを駆除するよう、各地で衛生班を組織する。農民には、水田での生石灰散布をすすめ、農作業時にはできる限り脚半《きゃはん》、腕袋の着用を指導し、セルカリアの感染防止を試みた。広島においてもいくつかの問題点があった。ミヤイリガイの棲息面積が広島の八倍の山梨であれば、さらに難題も出てこよう。そこは逐一指摘し、改善してゆかねばならない。三月末、その年度に使用する生石灰八万袋が甲府駅に到着し、各地に搬入された。四月に事業が始まった。

山梨で対策が始まったこの大正十四（一九二五）年、広島では患者数が初めて千人の大台を割り、八百十人となった。死亡者数は二十三人と大正七（一九一八）年以来の二十人台となった。

翌、大正十五（一九二六）年には、皇太子（後の昭和天皇）が広島の各地に行啓、福山では藤浪はじめ吉田龍蔵ら広島県地方病撲滅組合の代表を引見した。皇太子は生物学に造詣《ぞうけい》が深いだけに、長さ一センチに満たぬちっぽけな貝が日本住血吸虫の中間

宿主であると藤浪から説明を受けて驚き、青少年の発育すら止める臨床症状にも脅威を抱く。臨床症状については藤浪が、

「吉田先生の努力なくしては撲滅事業は開始されませんでした」

と一言添えて、吉田に説明の場を譲った。腹切り医者、解剖医者と陰口も叩《たた》かれた吉田だったが、これまでの努力が報われた形となった。広島県地方病撲滅組合は吉田と藤浪の長年の功績を称《たた》え、吉田医院の前にそれぞれの頌徳碑《しょうとくひ》を建立した。

この頃、藤浪は生きるのが心苦しいおもいを抱いていた。前年の大正十四年五月一日の深夜、京都大学医学部校舎に京大職員が放火した。消火作業の開始が遅く、校舎は完全焼失する。開学以来の多くの貴重な資料、文献とともに藤浪の研究資料も灰と化した。藤浪の資料の中には大正七（一九一八）年五月、藤井家から拝借した、藤井好直真筆の『片山記』が含まれていたのである。

この頃、藤浪は日本住血吸虫症の報告をするたびに『片山記』の存在と内容に触れていたため、『片山記』は各国の医学者のあいだでも広く知られるようになっていた。国際的に日本、マンソンなど問わず住血吸虫症の病名は「Schistosomiasis」（シストソーマシス）と扱われるが、日本住血吸虫症と特定するときは『Katayama Memoir（片山記）』の存在から、片山病をそのまま英訳した「Katayama Disease」（カタヤ

マ・ディシーズ)が一般となっていた。

藤浪は大正七年五月、藤井家から真筆の『片山記』を拝借して京都に持ち帰った。模写してから、写真撮影するつもりでいたのだ。藤井家は京都での撮影を許可し、真筆のものはこれしかないため、必ず返却するよう要望した。もちろん藤浪は承諾した。

模写を終えた藤浪は、忙しさに紛れて写真撮影を忘れて、返し損なってしまう。そんな中で、火災が起きた。火災直後に広島出張となったが、このとき、藤井家から『片山記』の所在をたずねられた。とうの昔に返した、と藤浪は思い込んでいた。藤浪は自宅の書斎を調べたが、模写こそあったものの、真筆の『片山記』はなかった。火災と同時に焼失したのである。藤浪は、藤井家に謝罪の手紙を書き、すぐに藤井家を訪れて許しを乞《こ》うた。藤井家では事情を考慮して受け入れる他ない。以後、片山を訪れるたびに藤井家に頭を下げた。

この大正十五年は、患者数は前年度をさらに下回り四百九十八人、死亡者数は七人と初の一桁《けた》台を記録した。もう少しで片山病はなくなる、と誰もが信じ、対策の手綱はさらに強められ、生石灰六万袋を使用した。

元号が大正から昭和へと移ると、国民の衛生観念もやや上向いた。国会でも話題になり、昭和六(一九三一)年四月には「寄生虫病予防法」が制定された。数多い寄生虫病の中でも、問題となっている回虫症、十二指腸虫症、肝臓ジストマ（肝吸虫症）、日本住血吸虫症が対象となり、「医師は回虫症、十二指腸虫症、肝臓ジストマ、日本住血吸虫症の患者を診断したら、翌月の十日までに患者が所在する地区の保健所長に届け出ること」と政令で定められた。予防法が施行されたとはいえ、軍国主義の色合いが強まった社会を反映するように広島、山梨の日本住血吸虫症の対策に壁が生じた。

まず、生石灰が高騰《こうとう》した。山梨では何とか散布を続けたが、広島では昭和五（一九三〇）年より生石灰の散布を見合わせた。昭和に入ってから広島の患者数は昭和三（一九二八）年は百六十三人、死亡者十五人、昭和四（一九二九）年は患者数百二十六人、死亡者十四人と患者数が百人台に落ち着き、しばらくは治療に専念せざるを得なくなった。

大正十四（一九二五）年から行われてきた山梨県の十年間の対策事業が昭和十三（一九三八）年に終わる。有病地九四〇六ヘクタールのうち、殺貝剤を散布したのは八二三八ヘクタールで、すべての地区に散布はできなかった。未散布地が出てしまったのはミヤイリガイがあっても、患者が少ないために住民の協力が得られず、使用する予定であった生石灰が他の流行地に転用されたためなどである。

殺貝前と殺貝後の糞便検査の結果は次の通りだった。

	検査数	保卵者	陽性率
殺貝前	二万九千六百十人	五千六百九十七人	一九・二%
殺貝後	一万七千三百五十六人	八百四十六人	四・八七%

有病地の人口は二十三万人であり、ここでの検査数は特定地区のみで行われた。とはいえ、一九%の感染率を二十三万人の人口に当てはめると四万人を超え、広島を大きく凌《しの》いでいる。

生石灰の散布はすべての流行地で毎年実施されたものではなく、毎年行った所もあれば、初年度に行われて以来九年間行わなかった、という所もある。期間が十年と長期にわたり、殺貝後の糞便検査の実施もまちまちで、約一五%の減少も、生石灰の効果だ、と一概には決めつけられない。住民には、ミヤイリガイがそう減ったとは思えない、との声が多く、かぶれがなくなったとも聞かれなかった。広島のように、かぶれがなくて物足りない、という劇的な効果はなかった。

スチブナールの投与については副作用を中心に問題が出ていた。三神の発表では危険な副作用はない、と報告されたが、あちらこちらで使われるようになるにつれて体質に合わず、肝臓に障害を起こしたり、中毒症状を呈して死亡する者が現れた。注射の量に問題があるのか、と疑った萬有舍蜜などと医師らが協議し、一回分の投薬量をこれまでの半分、期間も倍とし、一日置きか二日置きに行うことにした。そうすると最低でも四十日から五十日の期間がかかる。

これも問題であった。一日置きに来るにしても、延べ四十日来る患者が少ないのだ。スチブナールで治癒する可能性は高いが、死んだ人もいるという話に恐れをなしたり、注射をした日は丸一日安静にしなければならず、「農作業ができなくなり困る」と途中から来なくなる者もいた。規則正しく期間を守って投与しなければスチブナールの効力はない。広島でも同様に問題となった。

それに、せっかくスチブナールによって成虫を駆虫しても、再び裸足で農作業に従事すれば、再感染するのである。門脈で定住生活を始めた日本住血吸虫の成虫の寿命は約三年とわかりつつあったが、何組かが死んでも、野外で水に接する限りは絶えず感染が行われ、新参者が新たにカップルをつくるので、体内での産卵は半永久的に続く。日本住血吸虫に免疫はないのだ。一旦《いったん》治癒してから再感染し、再度スチブナールで治癒すれば、毒性もあるアンチモンが蓄積して、体内で強い中毒症状を起こしてしまう。副作用のない薬が求められた。代替品もいくつか候補に上がったが、抜群の駆虫力を発揮しても毒性が強いものばかりで、スチブナールに代わるものは見つからなかった。

山梨における日本住血吸虫症の死亡者は、昭和三（一九二八）年には百十三人で、それから昭和十二（一九三七）年まで七十六人、八十二人、九十人、九十五人、八十四人、九十四人、六十九人、八十六人、六十九人と減少してきた。死亡者が減った点から見れば、生石灰とスチブナールの効果はあったと言えるが、死亡者の中には何人か、スチブナールによる中毒死も含まれる。

本間は任期を終え、新任知事はいくつかの反省点をも含めて対策を継承した。大きな反省点は、官民とも日本住血吸虫症における認識と撲滅への熱意がまだまだ足りないことだ。役場の中にはなぜ殺貝が大切か、住民に問われても説明できない者がいる。住民側がこれまでに配布されているパンフレットなどを読まず、理解に努めていなかったことにもなる。関心が低いのでは住民の自覚も熱意も生まれず、協力も得られない。行政の意気込みが伝わらず、ただ漠然と生石灰を散布しているだけ、にもなる。

生石灰の散布、殺貝計画が長期におよんだことも原因である。最初の二年間だけ撒いたが、残りの八年間を放置したため元の木阿弥《もくあみ》となった場所もあった。広島も毎年行っているが、多い場所は五年、少ない場所は二年と区切る。逐次徹底観察をして臨むべきなのだ。牛や野ネズミなど日本住血吸虫症に罹患《りかん》している動物の駆除と取り締まりも不徹底だった。

いくつかの反省点をもとに、昭和十六（一九四一）年から三カ年計画で再度、事業が行われる。殺貝と牛の取り締まりに力点を置く。殺貝は、罹患のはなはだしい流行地の撲滅を中心とし、牛の飼育を出来得る限り馬に切り替えることを推進したが、経済と世相の関係上、対策は二年で頓挫《とんざ》した。

山梨は武田信玄が統治していた時代から国内でも屈指の馬の産地であった。馬への切り替えが提唱されたが、昭和十二（一九三七）年の日中戦争の勃発《ぼっぱつ》の余波を受け、日本軍へ馬を供出したため、山梨県内の使役は専《もっぱ》ら牛に頼らねばならなくなった。大正時代の末期には山梨県全体でも二千頭に満たなかった牛の飼育数も、この頃には四倍以上の八千頭に上った。日本住血吸虫症の対策のため、県が牛の飼育数をコントロールしようと思っても、国命には逆らえない。これでは、いくら生石灰を散布しても意味がないことになる。

殺貝が頓挫したのは昭和十六（一九四一）年十二月に開戦した太平洋戦争により生石灰がさらに高騰し、確保が難しくなったのも大きな要因だった。石灰には物資統制令は関係なかったが、輸送も難しくなり、輸送費も上がった。生石灰に代わるものが求められ、関係者は肥料に使用されている「石灰窒素」への転換を提案した。

山梨地方病予防撲滅期成組合が早速、野外実験をしたところ、生石灰と同様の効果をあげたため、導入した。同じ殺貝効果をあげるのに、価格は生石灰の三分の二ですみ、輸送などの労力がほぼ半分になることも決め手だった。

しかし、毒性がある。この毒性は農作物に被害をもたらす土壌中の線虫や枯草菌、雑草の駆除に利用できるが、石灰窒素が直接、種子に降りかかれば発育を阻害し、葉に降りかかれば枯れてしまう。散布に当たっては人も注意を要し、皮膚に触れたり、粉末を吸い込んだり、また、子どもの手に触れないように注意を払わねばならない。

甲府に医学の専門教育機関の設立を、という声が高くなった。最新の教育施設を整え、東京や京都から日本住血吸虫症に取り組む医師らを教授として招き、地方病の治療に一層本腰を入れてもらいたい——関係者の大悲願は県議会を動かし、県病院から二キロほど離れた地に「山梨県立医学専門学校」を建設し「山梨地方病研究所」の併設も決まった。昭和十九（一九四四）年末の完成をめざして工事は進められる。

石灰窒素を散布する事業は、昭和十九年から三カ年計画で行われる。また、スチブナールが牛にも有効とわかり、これまで野放しになっていた病原を持つ牛の治療も始まった。便を確かめた健康な牛のみを野外での使役に用い、感染している牛はスチブナールを使って治療してから使役に駆り出す。獣医には気の遠くなるような作業だ。

太平洋戦争は山梨にも大きな被害をもたらした。昭和二十（一九四五）年の七月に甲府は空襲を受け、半年前に建てたばかりの山梨県立医学専門学校は全焼した。

3

昭和五（一九三〇）年から七年間にわたって広島は、生石灰の散布を中止せざるを得なかったが、昭和十二（一九三七）年より再開する。用いる量は年間五千袋が精一杯だったが、これだけよく集められたものだ、と住民は行政に感謝した。

寄生虫病予防法が制定され、山梨、広島が地道な対策事業を展開していたが、佐賀、福岡の筑後川の下流域では、行政単位による具体的な対策がとられてはいなかった。久留米市に昭和三（一九二八）年、九州医学専門学校（現・久留米大学医学部）が開学していたにもかかわらず、である。日本住血吸虫症の呼び名は、山梨では地方病、広島は片山病であるが、筑後川下流域の住民はいつしか「ジストマ」とよんでいた。肝臓ジストマもジストマとよぶが、二つの病気の流行地であっても、日本住血吸虫症の患者の方が多いため、佐賀、福岡でジストマといえば、日本住血吸虫症を指した。県に陳情する者に対して行政は、他の地域と同様の対策を打って失敗をしたら共倒れだ、決定的な対策が確立されるまでは、と表向きに答えたが実際は違っていた。佐賀や福岡は、日本の植民地であった朝鮮や台湾に近く、これらの地を守るための物資の調達地、人員の供用地という大役があった。

久留米市は久留米絣《がすり》や久留米縞《じま》といった繊維業の町だが、大正時代からゴム工業都市として発展をみせた。足袋の底にゴムを張り付けた「地下足袋」は久留米の特産工業品で、販売を執り行った「つちやたび（現・ムーンスター）」や「日本足袋（現・アサヒシューズ）」というメーカーは日本ゴム工業の元祖となり、日本の代表的な産業資本へと成長する。昭和の初めに日本足袋から独立した石橋正二郎がブリヂストンタイヤを創始し、国内で初めて国産タイヤを製造すると一躍業界のトップとなった。つちやたび、日本足袋は、ブリヂストンと共にゴム業界の御三家となる。これらのゴム製品は軍への供給も多く、関連会社は筑後川の対岸の鳥栖にもつくられ、久留米市は軍都としての色合いを強めた。とても、日本住血吸虫症にまで手が回らない。

宮入慶之助は第一線を退いたが、宮入の薫陶を受けた九州帝国大学（現・九州大学）の医学部衛生学教室の研究者の熱意は大きかった。

昭和九（一九三四）年に同大医学部を卒業し、衛生学教室の助手を務め、医療活動を行う岡部浩洋《こうよう》は昭和十二（一九三七）年の夏、福岡、佐賀の流行地を調査した。九州屈指の水郷地帯をつくる筑後川は農家にとって命だ。いくつも溝渠《こうきょ》が築かれている。ミヤイリガイが発見された佐賀県の三養基郡基里村にほど近い旭村で、ミヤイリガイの分布と溝渠の相関関係を調べた。

岡部はこの地で不思議なことに気づいた。旭村の溝渠の一部は側面、底、側面の三面がコンクリート化されているが、コンクリート化された溝渠には一個たりともミヤイリガイは発見されなかったのだ。しかも、コンクリート溝渠の周囲の雑草の陰や葉の裏にもミヤイリガイが見られない。反面、コンクリート化されていない溝渠にはミヤイリガイは群れをなして、こびりついている。住民にたずねると、水の流れが悪かったから村長に頼んでコンクリート化してもらった、とのことだった。コンクリート化する前にはミヤイリガイは多数いたが、コンクリート化してからは見えなくなったのか、と岡部がたずねると、そう言われれば、と思い出すようにして、うなずいた。

岡部はミヤイリガイのいないコンクリート溝渠を見て、「故に貝が一番多く棲息している部を『コンクリート』にするが最善と思われる」と昭和十三（一九三八）年二月発行の『九大医報』の第十二巻第一号に寄稿した「福岡、佐賀両県下に於ける宮入貝の棲息状態並に其日本住血吸虫感染率に就て」の中で考察した。

岡部は貝の性質を把握し、コンクリート溝渠になぜミヤイリガイがいなかったか、を検討する作業に入った。それは同時に、コンクリート化されていない溝渠にミヤイリガイがなぜ多数いるのか、を考えることでもある。山梨県の調査で、ミヤイリガイは卵（卵生）によって繁殖すると判明した。ミヤイリガイはコンクリート溝渠では産卵ができず、コンクリート化していないところでは産卵できるのではないか……、この点を実験で観察した。

研究室の水槽に水草や小石、土などを敷き詰め、ミヤイリガイ二十個を入れる。これだけ入れるのは、外見では雌雄の区別がつかないため、少なくとも雄と雌が何匹ずつか入るだろう、と考えたからだ。早くも一対のミヤイリガイがくっつきあって交尾した。交尾を済ませると雄は雌から離れる。雌は卵を成熟するための活動に入り、体内から白味がかった粘液を出し、全身を包んだ。また、他の対も産卵に入る。雌は水草の根元で粘液を出して身を包む。

これらの対からミヤイリガイの小貝は孵化《ふか》しなかった。理由をいろいろ考えたが、自然と研究室ではあまりにも異なるため、孵化しないのも仕方ないか、と思い、何とか自然に近い形にしようと試みた。そこで日光に当てたりしたが、うまくいかない。

再び現地で視察したところ、溝渠にはゆったりとした流れがあった。そこで大きめの水槽を用意してモーターによって溝渠と同じぐらいの流れを人工的につくり、端から端に流したところ、今度は無事、孵化した。

室内で動物を飼育するとき、通気性に配慮して快適さを心掛けるように、ミヤイリガイには緩やかな流れが必要なのである。

次に、大きめの水槽にコンクリート板を底と横の三面に敷き詰めて、コンクリート溝渠に擬す。一面は観察用にそのままである。同じモーターで流れを作ったところ、水中に小石や水草がないために流れが速くなった。コンクリート溝渠は自然の溝渠に比べて流れが速いことに気づいた。流行地から採集したミヤイリガイを二十個放して、何対かが交尾をしたのを見守る。ミヤイリガイは粘膜を出したものの、土などの土壌と違って、流れをそのまま受けるコンクリートのために体を固定できず、産卵は不能、全部が死んでしまった。何対かが交尾をしたが同様で、コンクリートを擬したこの水槽で産卵は確認できなかった。粘液を出して全身を包んでいたのは、雌自身が体を底に固定するための作業であったのだ。

流れがまったくない所、狭い水たまりのような所では水がよどみ、日光を強く受けると水温が上昇し、腐る。そうした場所にミヤイリガイは棲めない。産卵のためには水田のように広い場所か、緩くとも流れがある所でなければならない。佐賀、福岡の筑後川の流域でも川の流れが速い所にはミヤイリガイはおらず、もっぱら水際《みずぎわ》などにいるのはこの点による。山梨県内のミヤイリガイの分布を見ても、これが当てはまる。釜無川、笛吹川の川の真ん中にはいないのだ。旭村で住民が、流れが悪いからコンクリート化した、というのは結果的にミヤイリガイを追放することになったのである。

溝渠をコンクリート化すれば、ミヤイリガイは粘液を出せず産卵は不能、流れのために雌は体を固定できない。水田にいるミヤイリガイは溝渠の水に導かれて、稚貝で入るわけだから、流行地を全面的にコンクリート化すればミヤイリガイはいなくなる。

決定的な効果が期待できる殺貝剤がない現在、この方法は効果的だろうと岡部は思うが、経費的には膨大な予算がかかる。コンクリートは当時としては貴重品だ。流行地の全域をコンクリート化するのは、まず無理と考えていい。とはいえ、広島や山梨のように何年にもわたって殺貝剤を散布して累積《るいせき》してゆく経費と比べれば、安いかもしれない。多くの患者が出ている流行地の溝渠のみをコンクリート化するのも手だ。旭村の住民の証言からも、机上論になることはまずないと思われた。

岡部が季節毎《ごと》にコンクリート溝渠を観察してみると、長所が他にも見えてきた。まず、雑草がコンクリートには生えないので日陰ができず、夏には直射日光がコンクリートに照りつけるので、水温は四十度以上にもなり、ミヤイリガイの棲息には適さない。自然の溝渠であれば、雑草が生い茂り、直射日光を遮って水温をさほど上げない。このとき、ミヤイリガイは底や草の下で涼を取る。冬は反対で、コンクリートは外気に触れ、温度が零度近くに下がる。それに、隠れ家となる穴や石がなく、冬眠に適さない。コンクリート溝渠には土や枯葉がなく、水の流れが途絶えない限りはミヤイリガイが好んで食べる藻も生えない。近い将来に実施されるべき対策に向けて、これらの点を強調すると共に、山梨と広島にコンクリート溝渠の効用を報告した。

明治三十七（一九〇四）年に桂田、藤浪が日本住血吸虫の虫体を発見したように歴史は重なることがある。岡部が昭和十二年夏の筑後川流域の視察に基づき、溝渠のコンクリート化の有効性を考察した同年、大阪帝国大学（現・大阪大学）の微生物病研究所の岩田正俊が同研究所内に本部を置く大阪博物学会が発行する『大阪博物学会会誌』の第八号に「宮入貝の産地視察記」を寄稿した。岩田は前年の昭和十一（一九三六）年に山梨、広島、筑後川流域でミヤイリガイの生態観察を行った。観察を通じ、溝渠をセメントにすれば、殺貝の目的をある程度でも達せられるのではないか、と考察したのである。岩田は京都帝国大学理学部動物学科卒業の生物学者で水棲生物、寄生虫の分類を専門とした。岡部は前述の昭和十三年二月発行の『九大医報』で岩田の論文を参考文献にあげていない。執筆時は未見だったのだろうが、昭和十四(一九三九)年六月発行の『九大医報』第十三巻第三号の「広島県片山地方に於ける宮入貝の棲息状態と日本住血吸虫感染率に就て」では参考文献にあげ、本文に岩田の名前を出した。生物学者の岩田は溝渠のコンクリート化に初めて着目し、宮入門下の医学者の岡部は溝渠のコンクリート化を初めて提唱したと言っていいのだろう。

昭和二十(一九四五)年八月、広島市、長崎市に落とされた原子爆弾で日本は連合国に降伏し、太平洋戦争は終わった。敗戦による混乱と精神の逼迫《ひっぱく》を感じながらも、日本国民は必死で立ち直ろうとする。敗戦が決定してから五日後の八月二十日には、東京・新宿ではヤミ市が立ち上がり、人々は戦後という時代を切り開こうとした。

物資が欠乏し、食うのが精一杯の苦しい時代の中にありながらも、山梨、広島は対策を続ける。食糧不足が深刻な中、安心して農業を行うためにも、戦後の第一課題は日本住血吸虫症の克服であった。山梨では石灰窒素が散布されたが、当時としては最高の部類に入る肥料だけにミヤイリガイのいる場所にはわずかしか散布せずに、残りは自分の畑の肥料として使う者もいた。石灰窒素について特筆すべき効用が見出《みいだ》せないまま対策は戦後に継続された。

アメリカ陸軍元帥、連合国軍最高司令官のダグラス・マッカーサーが来日し、GH

Q（連合国軍総司令部）が日本を統括すると、アメリカは各地に必要な機関を整えた。日本独自の疾病《しっぺい》の研究、調査のために神奈川県座間市に『米軍四〇六医学研究所』が設立された。ここにはアメリカを代表する軍医が多数派遣された。米軍は、日本においてワクチンや血清といった大切な医薬品が東京帝国大学伝染病研究所（現・東京大学医科学研究所）だけで製造されていることにクレームをつけた。一大学の機関が製造から薬価基準、販売まで行っているのはまことに前近代的なことで、各大学との関係上好ましくない。国立の予防衛生研究所を設置し、製造以外の仕事を行って日本の衛生機関の最高峰とするべきだ、と主張した。早速、この意見を日本政府は受け入れ、東京目黒区に『国立予防衛生研究所』（現・東京都新宿区の国立感染症研究所）が設立される。

米軍は日本政府、厚生省（現・厚生労働省）、国立予防衛生研究所などから日本の医療状況の報告を受け、課題を出した。このとき、栄養状況が劣悪ともいえる日本に本国から脱脂粉乳はじめ種々の栄養に富む食糧を青少年に与えたいと話した後で、「われわれがいま、行わねばならぬ最重要課題は、日本住血吸虫症の治療及びミヤイリガイの殺貝方法の確立である。日本人研究者が解明した病気でありながら、治療と予防は今もって研究中である。この疾病は日本だけでなく、全世界にとって重要な保健衛生問題だ。ビルハルツ住血吸虫やマンソン住血吸虫においては、治療も殺貝対策も行われてはいない」

と力説した。米軍は日本住血吸虫症を「Katayama Disease」とか「Snail Fever」（スネイル・フィーバー）と表現していた。Snailとは、淡水性の巻き貝である。

日本側は驚いた。寄生虫病予防法を定めているだけに、厚生省や国立予防衛生研究所の者は日本住血吸虫症について把握しているが、政府高官の中にはまったくその重要性を知らず、米軍から、危機感が足りぬ、と注意を受けた者さえいたらしい。

米軍が日本住血吸虫症を深刻視していたのは太平洋戦争末期の昭和十九（一九四四）年十月、米軍がフィリピンのレイテ島に上陸したことに端を発する。レイテ島は、日本軍がマッカーサー率いる米軍・オーストラリア軍と激戦を繰り広げた地だ。昭和十九年十月から二カ月の戦いで日本は壊滅に追い込まれ、レイテ戦は太平洋戦争最後の天王山を決する戦いとなった。米軍にはレイテ島に上陸した一カ月後から高熱、下痢に悩む者が多く現れ、翌年の五月までには千七百人にも上った。十二月から一カ月、滞在したオーストラリア空軍は五百六十五人中百七十四人が高熱、下痢に苦しんだ。

マラリアでもないこの病気は何か、と軍医は疑問を持ち、糞便《ふんべん》検査を行った結果、日本で発見された日本住血吸虫症と診断される。日本軍にも被害はあったはずと考えられた。日本住血吸虫症の流行地とは露知らず、水田地帯などで各種の訓練を行った結果、米軍は感染者を多数出すに至ったわけだ。住民には腹が膨れている者や健康不良者が多いこともわかり、対策を迫られた。

当時、アメリカの保健衛生における知識及び予算はドイツ、イギリス、フランスなどその道の盟主であったヨーロッパ諸国を追い抜き、世界一に君臨していた。盟主交替となったのは、一九一四（大正三）年のパナマ運河の開削だ。先にパナマ運河の開削を目指したのはフランスである。パナマ運河開削の責任者は一八六九（明治二）年にスエズ運河を開削したレセップスだった。着手から十年という国家の大事業で、これまで南アフリカの喜望峰回りであったアジアへの所要時間を三分の一以下に短縮させた。フランスの国民的英雄となったレセップスは余勢を駆って、パナマ運河の開削に取り掛かったが、わずか二年で頓挫した。労務者がマラリアによって大勢倒れたからである。レセップス自身も罹患し、莫大《ばくだい》な損害を残したまま、事業は中止となった。

フランスに次いで、パナマ運河の開削に取り組んだのはアメリカであるが、すぐに着手はしない。アメリカはフランスの轍《てつ》を踏むのを恐れ、専門の研究者をまず派遣して、原因が本当にマラリアであったのかを調査させ、予防を講じた。結果はやはりマラリアで、住民が生活用水として使う河川や沼、池にはマラリアを媒介する蚊のボウフラがいることを確かめた。ここでアメリカ側は住民と相談し、非衛生的な環境の改善を実施し、蚊の多い場所を干拓したり、水路をコンクリート化してボウフラを徹底的に減らすことに留意した。病院を建てて治療薬を輸入し、住民の治療も行った。治《ち》癒《ゆ》率が九割以上になったことを確認したところでアメリカは本格的な開削事業を開始し、何の支障もなくパナマ運河を開削したのである。

アメリカにおける医学は治療よりも予防に重点を置く。太平洋戦争中もそれが発揮された。破竹の勢いで勝ち進んでいた日本軍が一転して不利となった、南太平洋のガダルカナル島は名だたるマラリア流行地で、日本兵たちは上陸後から極度の栄養失調とあいまって大勢が死亡した。米軍は日本軍の上陸前からこの情報をつかみ、大量の治療薬と食糧を持って上陸した。米軍は無意味な戦いは仕掛けず、日本兵が弱るのを実験動物を観察する冷静な科学者のような目で見つめていた。戦わずとも日本兵は日々減り、弱体化するのだから楽な戦いだ。日本軍は惨敗《ざんぱい》を喫し、東京大空襲、沖縄での地上戦、広島、長崎への原爆投下、敗戦へとつながってゆく。

用意周到に徹したはずの米軍だったが、レイテ島での不覚により、日本住血吸虫症の対策を講ずるべく本国からデータを取り寄せたものの、治療薬も予防法も完璧《かんぺき》なものはないことがわかった。独自に対策を進める。レイテ島の住民の調査に乗り出すと、十代の八〇％以上が虫卵を保持し、十五歳までに日本住血吸虫症に罹患する深刻な流行地であることが明らかとなった。

本国で使用していた「PCPナトリウム」という効果の高い水溶剤の除草剤を動力機を用いて流行地の河川、水田に散布したところ、ミヤイリガイは激減。以後、ミヤイリガイの大量発生はなかった。魚や川エビなども大量に死んだが、ミヤイリガイが再発生しないことを考えれば、これは正解、と米軍は判断した。

フィリピンでの苦い経験によって、占領下の日本に日本住血吸虫症の対策を促すことにしたのだった。GHQは日本各地の研究者と共同研究をしたいと希望した。フィリピンで用いたPCPナトリウムの散布を推奨したい、とも提案した。厚生省は賛成だ。戦争の期間中、栄養の劣悪さ、人糞の使用などで患者がさらに発生、山梨県は昭和二十一（一九四六）年、物資が不足する中で、専門の治療所『山梨県地方病診療所』を設立していた。有病地面積が広い山梨での共同研究を厚生省は提案した。

昭和二十二（一九四七）年の九月、米軍四〇六医学研究所のジョージ・ハンターとマック・マーレンが、国立予防衛生研究所のメンバーの案内のもと山梨を訪問する。流行地を訪ね、ミヤイリガイの棲息状況を視察して、甲府において共同研究を行うのが良い、と判断した。その折、山梨県が大正六（一九一七）年に一万五〇〇〇部つくり、版も重ねて児童に無償配布していった予防パンフレット『俺は地方病博士だ』の出来栄《ば》えと啓蒙《けいもう》を含めた内容のわかりやすさに、立派なものだ、と感嘆していた。

山梨県庁内に米軍の臨時研究所が設けられ、共同研究が開始された。米軍は手始めにこれまで使われてきた生石灰、石灰窒素の効力を野外で実験し、PCPナトリウムはじめ各種の薬品が適切か否《いな》かの判断を行ったが、いざ、研究を開始すると県庁内の研究所では手狭だった。適当な研究所を新築するのも時間がかかる。そこで米軍は、甲府駅に廃車となっている機関車があるのに目をつけた。車両は十三両。廃車といっても動かないのではない。明治の末期の機関車で、戦争中も移動に使われていたが、速度が遅いことから戦後は使われていないだけだった。

この列車の内装を全面的に変えれば立派な研究所になる。各流行地への出張にも好都合だった。米軍は早速、着手し、車両のうち二両は外来の病院にして県民に開放した。その直前まで、鬼畜米英と憎んでいただけに、最初こそ県民は訪ねて来なかったが、開業医の手に負えなかった患者が見事に治癒していく成果を県民は認め、患者が増え、機関車を「病院列車」と称するようになってゆく。治療費はほとんど取らなかった。米軍との共同研究は九年間続く。

日本住血吸虫症は肝臓や脾臓《ひぞう》を冒すだけでなく、とんでもない重篤《じゅうとく》な症状を引き起こす、と医学界を驚かせたのもこの頃である。日本住血吸虫の卵は本来は肝臓や腸にとどまって糞便と共に外に出るもの、が常識となっていた。しかし、何万、何十万、何百万と人体内に卵が増えると、卵の中には肝臓や腸での生活に嫌気を覚えるのか、気まぐれに血液に乗って他の場所へ移動し、脳に侵入するものがあるのだ。

甲府市から南西に二〇キロメートルほど離れた中巨摩郡南湖村《なんご》（南アルプス市東南湖）に、有泉信《ありいずみまこと》という医師がいた。彼はもともと脳神経科・神経内科の医師だったが、終戦後、故郷に戻ったのを機に全科の医院として開業した。当時、田舎の開業医といえば、お産もやる〝何でも屋〟である。南湖村も地方病の流行地だ。日が経《た》つにつれ、有泉は発作的に手足の痙攣《けいれん》や麻痺《まひ》を起こし、意識を失う「てんかん」や失語症などを呈する脳症型患者が多いことに気づく。一般に脳症は人種、時代を問わず、人口の〇・三〜〇・五％の割合で発生すると考えられている。一万人の町があれば、三十〜五十人に脳症が見られるのだ。発生頻度が二倍から五倍であれば、医師はある種の疾患を疑わねばならない。

有泉は南湖村に脳症型の患者が多いのは「地方病の卵が脳内に入り込んでいるからではないか」と疑った。患者の自宅を往診してこれらに気づいたのだが、精密検査をするには甲府市の病院に入院させなくてはならない。しかし、患者にそんな余裕はないし、車が普及していない当時、リヤカーに乗せて甲府に運ぶのも一苦労である。脳症型の患者は、子どもの頃からてんかんや失語症などに悩まされ、年齢的には大人となっても思考力や言語能力を一般並みに回復させることはまず難しい。また、三十歳、四十歳を過ぎても、ある日突然、意識を失い、口や手を頻繁に動かす発作に見舞われる者もいた。

何とか治療をしたい、と考える有泉は、手間がかかるものの、糞便検査を三回行うことにした。二回以上、日本住血吸虫症の卵が確認されれば、スチブナールの静脈注射を施す。静脈に注射されたスチブナールは全身をくまなく回り、脳内の卵も殺してくれるはずだ。脳症患者の糞便検査では全員に日本住血吸虫の卵が確認され、脳症と地方病との関係について有泉はいよいよ確信を持った。結果的に有泉の診断とスチブナールの投与は正しかった。のちにレントゲン検査によって、日本住血吸虫症の卵が入り込んだ結果、本来は左右対称である脳のどちらかが変形していることまでわかったのである。

スチブナールの投与は、できる限り早期でなければ効果がない。脳の病気は肝臓と同様に致命的だ。長く病人を放置しておけば、たとえ、てんかんは収まっても、言語障害や手足の運動不全が起こる可能性が高い。有泉が診察した中で驚いたのは、二十代のある男性の例であった。粘血便を初めて経験したと聞き、検便検査の結果、地方病と診断、家族にも伝えた。三週間後には発熱と共に激しい頭痛に悩まされ、一日に数回の手足の痙攣を起こした。日本住血吸虫症に感染してからおよそ一カ月後に脳症を起こしたのだった。

また、脳における卵の長期の寄生は、脳にとってはまったくの異物であるために脳《のう》腫瘍《しゅよう》を起こす危険もある。そうなれば、脳外科の手術が必要となるが、当時としては極めて難しく、医師もためらうほどである。

有泉は脳症型の患者を診て、殺貝《さつばい》を徹底して新規の患者を抑え込み、保卵者は一刻も早く医師の手に、と強く関係各位に訴えた。日本の神経内科の開祖的存在である東大の沖中重雄《おきなかしげお》の研究グループが有泉を訪問し、共同調査を行った。甲府で共に研究をする米軍も有泉の報告を重んじる。広島や佐賀、福岡では脳症型の患者の報告は不思議にもない。山梨が大流行地である故《ゆえ》に見つかった問題だった。

4

昭和天皇は戦後、日本全国の市町村を巡幸し、敗戦で傷ついた国民を励ましていた。

昭和二十二（一九四七）年の十二月八日、天皇は福山市から神辺町に入り、神辺小学校で町民の熱烈な歓迎を受けた。その折に天皇は、

「その後、片山病はどうなっていますか」

と案内役の広島県知事に突然、質問した。皇太子時代、大正十五（一九二六）年に福山に行啓した折、片山病の説明を受けたことを思い出したのだろうが、山陽地方を訪れる二カ月前、山梨を巡幸した天皇は、甲府の流行地で、山梨における日本住血吸虫症の様子の説明を受けていた。ハンターはじめ米軍の研究者からフィリピン・レイテ島での体験、現在の研究成果を報告され、地元関係者からは春日居村の『御指揮願』、杉山なかの解剖志願など一連の歴史を教えられ、水田や溝渠ではミヤイリガイの棲息《せいそく》状況も観察していたのである。広島県知事は返答に窮し、神辺町長をよび、説明させた。

広島では、昭和七（一九三二）年には患者は九十三人と初の二桁台となり、昭和十二（一九三七）年の患者は三十四人、死亡者は二人にまで減った。大正七（一九一八）年から昭和四（一九二九）年までの十二年間にわたる生石灰の散布による殺貝事業の効果だ、と関係者は考えた。一時は中止となったが、昭和十二年からも散布を続け、昭和十七（一九四二）年には患者数は十二人、死亡者は四人と患者数一桁台も見

えたと思われた。一時期の生石灰の散布中止の影響がここから現れる。昭和十八（一九四三）年には患者数は八十六人、昭和十九（一九四四）年には九十三人、昭和二十（一九四五）年には百三人、昭和二十一（一九四六）年には百四十六人と反動するごとく増大した。幸いにも、死亡者は九人、十人、九人、十五人と抑えられていた。

昭和二十二（一九四七）年はその時までに、患者数は百五十一人、死亡者十人であった。百五十一人という患者数は近年最高の数で、戦時期の生石灰散布の中止の影響が数字に反映されたものと関係者一同は深く反省している、との旨《むね》を天皇に伝えた。

昭和二十三（一九四八）年から殺貝剤を価格と運搬上の都合により、これまでの生石灰から石灰窒素に切り替えた。片山病を天皇が記憶していたことに感激した県関係者は広島県地方病撲滅組合の名称を『御下問奉答片山病撲滅組合』に改めた。広島市の広島県衛生研究所の支所として、神辺町に研究調査並びに予防を推進する『片山病予防研究所』を翌年に設置することを県議会で可決した。ここには片山病を専門的に治療する附属病院も建てる。片山病治療研究の新たな門出を祝うかのように昭和二十三年の患者は五十七人、死亡者は四人と、患者数は前年の三分の一に減少した。

セメント不足ではあるが、山梨県は厚生省、国立予防衛生研究所の指導を受けて溝渠のコンクリート化のテスト導入を行った。中巨摩郡飯野村（南アルプス市飯野）の水路四一八メートルをコンクリート化し、翌年八月に効果を調べた。岡部の報告のように、コンクリート化しても一定の流れがなければ土砂や枯葉、枯れ木が堆積《たいせき》してミヤイリガイが棲息し、繁殖することを確認した。その上、石灰窒素を散布すれば殺貝はより効果的ともわかった。また、コンクリートの周囲は絶えず草を刈り、草陰がコンクリートを覆《おお》うことがないように常に日光に照らされる必要も感じた。

対策が遅れていた佐賀、福岡に昭和二十三年の六月、ハンターをリーダーとする米軍の研究グループが訪れた。山梨に次ぐ流行地でありながら具体的な対策とデータがなく、自ら実態を把握しようとした。筑後川の中流域の左岸に位置し、鳥栖町に入り組む久留米市長門石町で全住民の糞便検査を行ったところ、七三％という高い感染率が判明し、ハンターは長門石町をＰＣＰナトリウムのモデル散布地区にすることにした。米軍の山梨での各種薬剤の散布試験で、生石灰、石灰窒素も効果はあるが、魚毒性はあっても短期間に撲滅ができるのはＰＣＰナトリウム、と判明した。

ＢＨＣ（ベンゼンヘキサクロリド）、除虫菊といった殺虫剤、松根油など百種にわたる薬品も使ってはみたが、やはりＰＣＰナトリウムに勝るものはない。魚毒性とはいっても、ミヤイリガイがいなくなってから二、三年も経てば回復することはフィリピンで確かめてある。ＰＣＰナトリウムは粉剤で、水に溶かし、動力噴霧器で一ヘクタールあたり五〇キロ散布する。動力噴霧器一台につき作業員が十人必要で、労力面では生石灰より大変だが、日本住血吸虫症に悩む住民の立場を考慮すれば、やはりPCPナトリウムを推すのがベストに近いとハンターは判断した。十年以上毎年、石灰窒素を散布するよりも、短期間で殺貝してしまう方が楽だ。合理性を追求するアメリカならではの殺貝剤である。山梨でPCPナトリウムが実用化できなかったのは、山梨の主要産業である養蚕の桑と果樹栽培の果樹にPCPナトリウムがかかった場合、毒が残留するのではないか、との声があり、その判定が出ていなかったからだ。アメリカからPCPナトリウム、動力噴霧器を取り寄せ、ハンターは準備を開始した。

昭和二十四(一九四九)年の五月末、昭和天皇は筑後川の下流域を巡幸し、九州医学専門学校から改められた久留米医科大学に立ち寄った。大学側は『筑後川の日本住血吸虫症』と題する御進講を行う。分布状況や生態などを顕微鏡でミラシジウムやセルカリアも見せて説明した。このとき、天皇は、山梨や広島でも同様に説明を受け、積極的な撲滅事業を展開していることを話し、筑後川での撲滅事業はどのようになっているか、と質問した。居合わせた関係者はしどろもどろとなった。久留米医科大学には寄生虫学教室もなく、内科で臨床の考察がなされているに過ぎない。

これが契機となったのか、半年後、久留米医科大学に寄生虫学教室が設けられ、九州大学から岡部が初代教授に就任した。当時は医科大学を持たなかった佐賀県は、岡部に佐賀県内の日本住血吸虫症の調査、研究を委託した。委託期間は日本住血吸虫症が県内になくなるまで、だ。福岡県は翌昭和二十五（一九五〇）年四月より、久留米医科大学に研究を委託した。また、久留米市は県の協力も仰ぎながら、市費も投じて対策を開始する。ようやく佐賀、福岡でも本格的な対策が講じられる。

厚生省が、各流行地で昭和二十四年より日本住血吸虫症の予防と治療に国庫補助金並びに都道府県の補助金交付を拠出することも決定した。対策費の負担は国、県、市町村がそれぞれ三分の一ずつとした。

昭和二十五年と昭和二十六（一九五一）年の春秋の合計四回、ハンターは長門石町を訪れ、自ら陣頭指導に立ち、ＰＣＰナトリウムの散布を行った。大掛かりな散布は日本で初めてだった。効果はてきめんで、昭和二十六年内に長門石町のミヤイリガイは全滅した。もともと除草剤であるだけに、雑草もなくなったのだから、農家が喜ばぬわけはない。長門石町の住民のハンターへの敬愛は大きくなり、金を出し合って長門石小学校の正門にハンターの胸像を建立《こんりゅう》したほどであった。久留米医科大学は山梨、広島にならって石灰窒素の導入を考えていたが、毒性は高くとも、短期で殺貝できる効果を称賛し、殺貝剤としてＰＣＰナトリウムの採用を決めた。

広島では溝渠のコンクリート化が推進される。流行地の溝渠すべてをコンクリート化したいとの希望もあるが、まずは三百万円を投じて、神辺町一・一キロメートル、福山市〇・七キロメートルの合計一・八キロメートルをコンクリート化した。

山梨では、昭和二十四（一九四九）年、医学教育の場を求める県民の希望に応じて、甲府市に山梨県立医学研究所（現・山梨県衛生環境研究所）が建てられ、第一の課題として地方病の根絶に取り掛かった。初代地方病部長にはミヤイリガイの天敵を探した杉浦健造の次女の夫で、父子二代にわたって地方病を研究する開業医の杉浦三郎が就いた。また、山梨地方病予防撲滅期成組合を改め、流行地の市町村からも代表を出して強固に組織する『山梨県地方病撲滅協力会』が発足し、初代会長には山梨県医師会会長も歴任した中巨摩郡鏡中条村（南アルプス市鏡中条）の開業医の小野徹《てつ》が就いた。県の諮問《しもん》機関として『山梨県地方病撲滅対策促進委員会』も発足した。

山梨県立医学研究所は、かぶれの正体は一種のアレルギー反応であると突き止めた。セルカリアが皮膚に侵入する際、口から粘液を出して皮膚を溶かして潜り込む。その際の反応がかぶれ、であった。殺貝剤を散布し、溝渠をコンクリート化してみると、かぶれは以前より少なくなったが、水田で稲作に従事する農民へのセルカリアの侵入は収まってはいない。「地方病が怖くて百姓ができるか」とのおもいも根強かった。

そこで農民の地方病への脅威を少しでも和らげるべく、杉浦らはセルカリアの侵入を防ぐ皮膚塗布薬の開発に乗り出し、メチールフタレートとベンジルベンゾエートという二種の薬品を等量混合した薬品がその大役を果たす、と確認した。早速、都内の製薬会社によって商品化された「ベンレート」を、山梨はじめ広島、佐賀、福岡は行政で購入し、農民に無償配布した。有病地同士の情報交換も軌道に乗った。

二年ほどの入念な準備期間をおいて、福岡県は糞便検査により患者の実態を把握した。有病地の面積は、かつてミヤイリガイが発見された当時と変わらず、三三〇〇ヘクタールあまり。ここは久留米市、甘木町（朝倉市）、小郡村（小郡市）などがあり、久留米市は三分の一の面積を占めた。人口は七万人ほどであり、昭和二十七（一九五二）年には一万五十三人が糞便検査をし、五百七十八人、五・七％が陽性と診断され、死亡者は五人。一方の佐賀も有病地面積はミヤイリガイの発見当時と同様で四〇〇〇ヘクタールで、六万人余りが住む。検査は農業従事者の一万六千人を中心に行われ、五千百五十二人が糞便検査を行い、百八十五人、三・六％が陽性と診断された。死亡者は五人であった。

溝渠のコンクリート化も始まり、ＰＣＰナトリウムの散布など本格的な対策も講じられたこの年の十月、宮入がミヤイリガイを発見した三養基郡基里村の基里中学校のグラウンド内（現在の基里運動広場）に九州大学の教え子たちが、昭和二十一（一九四六）年四月に八十一歳で亡《な》くなった偉大なる師の功績を顕彰する『宮入先生学勲碑』を建立した。日本住血吸虫症の研究のパイオニアである藤浪は昭和九（一九三四）年に享年《きょうねん》六十四で、桂田は宮入と同じく昭和二十一年四月に享年七十九で逝去《せいきょ》していた。碑文には宮入の業績が彫られ、その中に、次の一文があった。

「此の貝の撲滅こそ本吸虫予防の根本策であることが明らかとなり福岡、佐賀、広島、山梨等の流行地に於ける惨害も年々激減しつつある」

広島はこの年、死亡者ゼロを達成した。患者数も五年来、百人以下で抑えられている。山梨は、地道な糞便検査を実施していた。年によって感染率は変動するものの戦後は最高で五％、最低で〇・八％を記録しており、大正末期の二〇％強の感染率からは完全に脱し、殺貝対策に躍起となっている。

福岡、佐賀ではこれからが本番とも言えるので「福岡、佐賀、広島、山梨等の流行地に於ける惨害も年々激減しつつ……」の一文は的確ではないものの、山梨、広島のように対策を実施すれば、すぐにも状況は改善できるという自信があった。これは日本住血吸虫症に携わる者の宮入の遺徳をしのぶための決意でもあった。久留米医科大学はこの年から久留米大学医学部となったが、ここに頼るだけでなく、総合的な研究所の設置が佐賀県では論じられた。三年以内に必要な器具を取り揃《そろ》えて鳥栖保健所内に日本住血吸虫症研究所を設けることになり、保健所長が自ら所長となって活動することが決まった。

翌昭和二十八（一九五三）年、そんな決意をあざ笑うように佐賀と福岡は手荒い洗礼を受ける。六月二十五日から二十八日にかけ、強い梅雨前線の影響で九州北部は豪雨に見舞われ、六十三年ぶりの大水害となった。筑後川はじめ九州北部の多くの河川の堤防は決壊し、筑後平野は水没した。この大水害は、死亡者七百四十八人、行方不明者二百六十五人、全半壊・流失・破損家屋数三万四千六百五十五戸に上り、耕地流失・埋没面積は二六万九八一三ヘクタールに及んだ。筑後川から三〇〇メートルほど離れた久留米大学も多大な被害を被《こうむ》り、研究棟は二階まで、附属病院は地下と一階が浸水した。

この結果、流行地のミヤイリガイが水流に運ばれて分布を広げた。佐賀、福岡それぞれ二村が有病地として加えられた。洪水の後片付けをした久留米大学の学内関係者や患者の救出に当たった看護婦など四十人ほどに発熱、下痢など日本住血吸虫症の急性疾患が見られた。

ハンターが散布したＰＣＰナトリウムによって、ミヤイリガイが全滅したと思われていた長門石町でも棲息が復活した。有病地が広がれば患者数にすぐ反映する。福岡側はこの年、一万五千五百七十七人の糞便検査で、千四百五十六人が陽性。感染率は九・三％と前年度の五・七％から大きくなっていた。佐賀は八千八百十四人が受け、三百七十三人が陽性、感染率は四・二％と前年度を〇・六％上回った。

筑後川の日本住血吸虫は水害によって分布を広げ、生き残ってきたのだ。スチブナールの投薬が五十日近い長期にわたるのは手間もかかり、かつ副作用も大きいとわかっている。効果的な対策は殺貝しかない。その第一は、久留米の長門石町で効果が確認されたPCPナトリウムであり、第二に溝渠のコンクリート化である。多くの堤防が決壊して、いつまた大洪水が起こるとも限らない。有病地を縮小してもミヤイリガイを駆除しておかねば、水害に見舞われたら振り出しに戻る。殺貝を強化する必要が出てきた。

筑後川の大水害は山梨、広島にとって他山の石となった。山梨は米軍の強い推奨により、殺貝剤を石灰窒素からPCPナトリウムに変更した。問題となっていた桑や果樹への影響は、これらにPCPナトリウムの溶液がかかっても、三日間も放置すれば無毒化することがわかり、農家は一安心した。広島でもPCPナトリウムの散布が始まった。広島の場合は念入りで石灰窒素も散布してゆく。

金がかからず、農作業に無害の方法として、盛り土でミヤイリガイを埋める方法も各流行地で試みられた。ミヤイリガイは水陸両棲だが、地中五センチなら這《は》い出して来るが、一〇センチも埋められれば出て来られず、死んでしまう。貯水池や養魚池が近くにある場所の溝渠ではPCPナトリウムの散布は嫌われた。そこで、水を抜き、灯油を燃料とする背負い式のポータブルバーナーで溝渠を熱消毒してミヤイリガイを焼く「火力殺貝法」も行われた。一台につき、火炎照射する者からエンジンオイルを交換する者、一千度という強い火力のために他の場所に火が燃え移っていないかを確かめる者、近くの民家との連絡を取り付ける者など、合計四名が一組となって活動を行う。注意をしても火事が起こるなど、この方法には問題点も少なくはなかった。

この頃は、昭和二十七（一九五二）年一月に岩波書店から初版が刊行された岩波全書一六四の『人體寄生蟲』（人体寄生虫）が、医学部や研究所をはじめ医療に携わる、医療を学ぶ人々の教科書や参考書として使われてもいた。

著者は小泉丹《まこと》。明治十五（一八八二）年、丹波（京都府）に生まれ、東京帝国大学理科大学（現・東京大学理学部）を卒業後は、国立伝染病研究所で寄生虫学を専攻した。日本領時代の台湾で熱帯病学の研鑽を積み、東京帝国大学教授を経て、慶応義塾大学医学部教授となり寄生虫学を担当した。

『人體寄生蟲』には、日本住血吸虫症による発育障害として、上半身は裸で下駄履きの三人の男子を並べた写真（本書冒頭でも引用）が掲載された。「寄生虫に因る身体の発育障碍が著明な場合がある。此の著しいのは日本住血吸虫である」と記してから写真について「左は18歳の健康者、中央は同年の患者、右が25歳の患者である（患者の腹面の黒線は脾臓《ひぞう》の境界）」と解説した。三人には目線が入れられていない。患者は二人であるが、患者の人権が低かった時代を示すものでもある。

十八歳の健康者の身長、体重の表記はないが、筋肉質でたくましく、頭髪は豊富で顔も精悍《せいかん》だ。健康者の代表として引っ張り出された趣があり、徴兵検査では間違いなく甲種合格だろう。その隣は同じ十八歳とはいっても、身長は健康者の首ほどで、二回りほど小さい。腹は膨れ、風貌《ふうぼう》からすれば十二、十三歳ぐらいに見える。二十五歳の患者は十八歳の患者の二回り小さく、あばら骨が浮き出て、腹が出ている。幼児体形といってもいい虚弱さで、頭髪の伸長も止まったか、坊主頭で風貌は六、七歳に見え、「子どもではないのか。二十五歳とは信じられない」と衝撃を与える。

この写真には逸話がある。この写真は、昭和三（一九二八）年に発刊された『山梨県に於ける日本住血吸虫病概要』が初出とされている。「向ッテ左ハ健康者ニシテ他ノ二人ハ地方病患者ナリ。右ハ年齢十五歳、他二人ハ十八歳ナリ」と解説された。

撮影日時は不明も、国内最大の流行地の深刻さを示しているが、『人體寄生蟲』で二十五歳の患者が、ここでは十五歳となっているのである。『人體寄生蟲』の親本は同じ岩波書店から昭和十（一九三五）年五月に初版が刊行された岩波全書五十七の『人體寄生蟲通說』である。三人並ぶ同じ写真が掲載され、十五歳とある。だが、昭和十三（一九三八）年六月刊の第三刷、さらには戦後に出された昭和二十四（一九四九）年四月刊の第七刷では二十五歳となっている。『人體寄生蟲通說』の刊行後、山梨県から「十五歳ではなく、二十五歳が正しい」と指摘があり、それを反映させたか。増刷時に二十五歳と誤って活字化されたか。『人體寄生蟲通說』を踏襲した『人體寄生蟲』は初版刊行の翌年の昭和二十八（一九五三）年二月に第二刷となったが、初版と同じく二十五歳だった。小泉が誤記に気づいていれば修正しているはず、と思われるが、小泉は第二刷を手にすることなく、初版刊行から九カ月の昭和二十七年十月に六十九歳で死去した。

二十五歳か、十五歳か、と考えるのは詮無《せんな》いことかもしれない。十五歳であっても、日本住血吸虫症の恐ろしさをまざまざと「百聞は一見に如かず」で伝える一枚の写真であることに変わりはないからだ。

写真の中の二人の地方病患者は、撮影後、健康状況はどうなったのか、撮影が『山梨県に於ける日本住血吸虫病概要』の発刊と同じ昭和三年か、その少し前とすれば、スチブナールの恩恵を受けられただろうか、と考えさせられる。

第5章　毛沢東の詩

1

昭和三十（一九五五）年の十月末、東京大学助教授で東京大学伝染病研究所（現・東京大学医科学研究所）の衛生動物研究室主任の佐々学《さっさまなぶ》は、訪中医学団のメンバーの一人として羽田空港を発《た》った。

当時、日本と中国のあいだに正式な国交はない。その頃の中国は、毛沢東率いる中国共産党が中国国民党の蔣介石を台湾に追い払い、大陸を統一して中華人民共和国を六年前の一九四九年に樹立し、朝鮮戦争でアメリカと戦い、北緯三十八度線で休戦した後であった。

この時分、マスコミは中国とはよばず中国共産党を略して「中共」と言い、それが一般名称となっていた。社会主義国のみを受け入れる中国政府の頑《かたく》なな姿勢を、社会主義の東欧諸国が資本主義の西欧諸国に閉鎖的な態度を取っている、とイギリスのウィンストン・チャーチルが昭和二十一（一九四六）年に行った演説での「鉄のカーテン」になぞらえて「竹のカーテン」とマスコミは称していた。ただ、それも朝鮮戦争後は竹のカーテンは少し開けられ、社会党の代議士や一部の学者、芸術家などの訪中を受け入れていた。

臨床医である福井県選出の社会党議員が訪中医学団を組織し、各分野を代表する医師が選ばれた中で、佐々は寄生虫学の代表となった。東大医学部卒業後より各種の寄生虫病の研究に携わる佐々は、大正五（一九一六）年生まれで四十歳に満たぬが、下肢や陰嚢《いんのう》が二倍、三倍と醜く腫《は》れあがる寄生虫病で、九州以南に多く見られたフィラリアの治療薬を日本に導入して根絶事業を開始し、高い死亡率を呈する恙虫《つつがむし》病の研究などで業績を打ち立て日本を代表する若き泰斗として活躍していた。

佐々をここまで活躍させたのは旺盛《おうせい》な研究心と、離島であろうがどこだろうが必ず寄生虫病の流行地に足を運んで患者、環境を自分の目で確かめる行動力だった。毎年、日本住血吸虫症や恙虫病、肺ジストマの流行地も訪れ、現場の意見を研究に反映させた。二十数名の医師団の中で佐々は最若輩だが、将来性を高く買う伝染病研究所の所長の強い推薦を得ての参加だった。

当時は、北京への直行便などあろうはずもなく、一行は羽田から日航機で香港に飛んで一泊し、翌日、国境まで汽車で移動してようやく赤旗がはためく出迎えを受けて、中国領に入った。北京に向かう途中でも、広東や上海などに滞在して各医科大学と交流会を持った。漢方薬による中国医学が主流であるとはいえ、西洋医学に対する関心は高く、疾病《しっぺい》によっては西洋医学に切り替えたものも少なくなかった。

北京に到着したのは日本を発ってから一週間後だった。北京の滞在では、今回の訪中で最重要の行事が十一月四日に予定されていた。中国総理・周恩来との二時間あまりの会談である。

会談に臨むにあたり、訪中団は出発前、滞在中と討議を重ね、中国側の意見も聞きつつ、現在の日本の医学の状況全般を話すことになった。内科や外科の権威が集う中で、佐々の出番はとてもなさそうだった。華美な宮殿で行われる会談の当日、佐々は末席に座った。中国側は中国共産党の要人達、日本医師会に相当する中華医学会の重鎮が勢揃《せいぞろ》いした。

型通りの挨拶《あいさつ》が通訳を通じて行われるや、早々に周は、

「本日、私は日本からお越しの皆様に、ある病気について、どうしてもお聞きしたいのです。その病気は血吸虫病《シーチチュン》と言い、中国人民の健康を損なっている最大の敵であります。会談はそれに力点を置きたいと思います」

と、自ら会談内容の変更を請《こ》うた。通訳は血吸虫を「血液を吸う虫を略して……」

と述べた。

佐々は驚いた。血吸虫病とは日本住血吸虫症のことなのである。中国における日本住血吸虫症の流行がアメリカの医学雑誌に報告されており、佐々は目を通していた。桂田富士郎が明治三十七（一九〇四）年に日本住血吸虫を発見した翌年、中国でも日本住血吸虫症の流行が確認され、一九二四（大正十三）年に北京の医学校に滞在していた二人のアメリカ人医師は、中国大陸では北部の寒冷地、西部の乾燥地を除いた揚子江流域から南シナ沿岸地帯までに流行があり、特に水田地帯が深刻であると報告したことを、佐々はアメリカの医学雑誌で知識として得ていたのである。

周は時間を惜しむように間を置かず、真顔で言う。

「中国本土における血吸虫病の流行地には少なくとも二億人が住み、最低で二千万人の患者がいる、との報告があります。中国全土六億人の同胞の三分の一が血吸虫病の脅威に直面しているわけです。血吸虫病対策は、中国政府にとって最重要課題のひとつです」

中国大陸の地図が描かれた壁の前に立ち、こうも述べる。

「特に上海を河口とする揚子江の流域の水田地帯は最も深刻な流行地となっており、村によっては人間がすべて消滅したところもあります」

日本では感染の機会に遭遇する流行地に住む人口は百万人にも満たず、また、患者も一万人強である。佐々は周の言葉から判断して、中国の流行地の面積は日本の何千倍だ、と即座に判断した。

「中華人民共和国が成立した翌年から毛沢東主席は『農村衛生主義』を掲げられ、中国政府は全国的な血吸虫病対策のキャンペーンを開始しました。北京や上海の主要医科大学や衛生所は寄生虫に力点を置いていますが、中でも最右翼は血吸虫病です。また、それらの機関の医師を流行地に派遣し、長期滞在させて、講演やポスターなどで啓蒙《けいもう》活動を行わせ、強い副作用には目をつぶってアンチモン剤の投与を行っていますが、果たしてこのままでいいのかは疑問です」

衛生所は日本の保健所に相当する。ここまで話すと一旦《いったん》、間を置いた。そして、訪中医師団全員を眺め、そこで、と声を大きくして言う。

「そこで、日本の皆さんにお聞きしたいのです。日本は血吸虫病の撲滅事業を軌道に乗せ、患者の減少に成功し、場所によっては撲滅も間近という所もある、と聞いております。一体どのような方法で撲滅事業を行ったのでしょうか。それは中国にも当てはめられるものなのか、との検討もお願いしたいのです」

周は前年の一九五四（昭和二十九）年にインド首相のジャワハルラール・ネルーと

共に「平和五原則」を宣言し、この一九五五年の四月にはインドネシアのバンドンで開催された「アジア・アフリカ会議」でアジア・アフリカの民族の自立と国際平和を強く宣言、平和推進者として国際的なリーダーシップを担《にな》っていた。居合わせた日本の医師団は周の政治的立場も考えると、今、周がやや早口の中国語で述べている血吸虫病なる病気の深刻さを感じないわけにはいかなかった。

医師は自らの専門外には、なかなか精通はしていないものだ。専門語を並べ、具体的な対策を、と迫る周恩来の期待に応《こた》えられるのはこの場においては佐々しかいない。日本の医師団は互いに振り返ったり、横目にしながら、最後に佐々を見つめた。佐々は末席から最前の席に移り、周と差し向かいになる。恐縮して、他の諸氏に申し訳ない気持ちがあったが、周の真顔を見て先輩らへの心遣いを忘れた。対策を話す前に周がどの程度、住血吸虫症について通じているかを知りたかった。

「血吸虫病は、淡水性のある種の巻き貝が原因となっております」

と切り込むや、

「釘螺《ディンルオ》ですね。日本では発見者にちなみミヤイリガイ、あるいは初めて血吸虫の報告をなしえた藤井好直の本の名前を取ってカタヤマガイとよぶ、と聞いています。釘螺はミヤイリガイの亜種と言われておりますが、病気の症状は同様ですから、貝については大きな差はないでしょう」

寄生虫学者でもなければ、返答できないような会話を周はこなした。佐々は、周が論文を読破し、専門的なこともすべて身につけている、とここまでの会話ではっきりと感じ取った。付け焼き刃の知識でないことは、アンチモン剤、ミヤイリガイ、藤井好直などの言葉からもわかる。一国を代表する為政者が、ここまで専門的に病気に通じているとは正直なところ、驚き以外の何物でもない。逆に言えば、国として対策の方針が定まってはいないのだ。

専門用語を駆使しても大丈夫、と判断した佐々は積極的に話を進める。山梨、広島、佐賀、福岡の概況はじめ、長期にわたる治療薬の投与と副作用の問題、各種の殺貝剤《さつばいざい》、米軍との共同研究、水田や溝渠《こうきょ》のコンクリート化、農作業に牛を用いることを控え、糞便《ふんべん》を一定期間放置すること、などを丁寧に説明する。周は佐々の言葉を通訳を介して聞き、ひとつひとつにうなずき、所々で意見を述べる。

「日本で実施されたコンクリート化や大掛かりな殺貝剤の散布を中国の流行地で適用するのは、まず不可能でしょうね」

これには佐々も納得だ。北京に来るまでの列車の旅で、佐々は広い中国の耕作地に圧倒された。一日中、列車に乗っていても車窓の水田風景が変わらないのである。日本の何千倍の流行地の溝渠をすべてコンクリート化することは、「万里の長城」をもうひとつ築くのと等しく、政府の莫大《ばくだい》な財源が必要だ。殺貝剤の散布も同様であろう。治療薬については、アンチモン剤以外に効果が見出《みいだ》せない現在、副作用で亡《な》くなる者には目をつぶらざるを得ない現状にはこうした背景がある。周は言った。

「対策としては、貝を減らすことになるでしょう。貝を根絶することはまず不可能ですから、中華医学会では河川を干拓して、川の流れや溝渠の位置を変えることを検討しています。釘螺は寒さや乾燥には強いですが、地中一〇センチ以上の深さに埋められると這《は》い上がれず死ぬと言われています。釘螺のいる溝を深く掘って一カ所に貝を集めて埋めればいいと考えています」

ミヤイリガイを埋めた溝渠は以後、使用せず新しい溝を作る。そうすれば血吸虫病は起こらない、地道な干拓事業を行いたい、とも周は言った。いかにも中国らしい対策だ、と佐々は思う。国家の命で人は干拓事業に取り組む。金もそうはかからない。

「その方法は成功すると思います。すべての流行地に適用するのではなく、まずはひとつでも適用して、血吸虫病の根絶をなし得たモデル地区を作るのがよろしいかと存じます。その成功を大々的に喧伝《けんでん》されれば、多くの人々は勇気づけられるでしょう。日本の各種の寄生虫病の対策は成功のモデル作りから行っておりまして、いくつかは根絶に向かいつつあります」

佐々がこれまでの研究上からの私見を述べると、周は、

「その通りです。人民に無為な労働を強いるわけにはいきません」

と賛成した。

周との対談は一時間半を超えていた。ここまで具体策を聞き、対策を進言した佐々は、中国の流行地の現場に足を運んでみる必要を感じた。いま、この場で安易に「中国はこうすればいいのでは」とは述べられない。そのために語尾も断定調を意識的に避けなければならない気がした。日本が日本住血吸虫症の根絶に成功すれば、各国に技術を援助できるだけに、中国の現状を見ておくのは不可欠だし、これは絶好の機会である。佐々は日本医師団に、別行動をとって血吸虫症の代表的な流行地を見学したい、と申し出て快諾を得て、周に見学希望の旨《むね》を伝えた。

周も快く受け入れ、その場で中華医学会のメンバーの一人を紹介する。鍾恵潤という名の初老の華奢《きゃしゃ》なこの男性は中国の医学教育の最高学府である北京医学院の教授で、熱帯病学者としても最高権威であり西洋医学、漢方医学に通じていた。鍾を案内役に早速、特別日程を作成しましょう、と周は約束した。

2

佐々は一行と別れて十日間の訪問旅行に出る。揚子江の大流行地である江蘇省の南京を皮切りに上海市に行き、再び江蘇省に戻って無錫《ウーシー》を訪ね、湖北省の武漢、浙江省の杭州を巡り、広東省の恵州、福建省の厦門《アモイ》といった流行地を訪ねる旅程となった。移動は蒸気機関車であるが、中国政府要人用の特別車両が連結された。一般車両には人が乗れるだけ詰め込まれているが、佐々は鍾、通訳と共にソファーにベッドつきの豪華車両の客となった。

南京の駅には、南京中央衛生所の職員が十人ほど待っていた。太平天国の乱で一八五三年に首都となり、孫文による辛亥《しんがい》革命の臨時政府も置かれた南京の町の中心は、古い城壁で囲まれて、城壁の外を揚子江が流れて趣がある。気候は日本の十一月とさほど変わらない。佐々には町の風景からは血吸虫の脅威はまったく感じられなかった。駅近くにある南京中央衛生所で早速、会談が持たれる。職員は周のように佐々に日本の対策の過程を熱心に聞こうとした。

「血吸虫病の勢いはすさまじく、特に日中戦争、第二次世界大戦後は、患者が爆発的に増えました。河川を渡って逃げたり、爆撃によって川の源流がいくつかわかれて新しい河川ができ、戦後、そこから水を入れて稲作を行ったのが原因ではないか、と考えております」

「戦後は貧しさの中で、衛生観念が乏しくなったことも原因でしょう。これからご案内いたしますが、農村では釘螺が異常に繁殖しており、なかなか手が打てず、困り果てております」

現状が次々に佐々に報告された。所長は、

「この病気は、もともと中国にあったわけですが、戦後急速に患者が増えたことから『血吸虫病は戦時中に日本が持ち込んだものなんだ』と恨んでいる住民が少なくありませんよ」

と言った。佐々は腑《ふ》に落ちない。もともと中国にあるのに、戦時中に日本が持ち込んだとは何事か。

たずねると、それは血吸虫の学名に起因していた。*Schistosoma japonicum* と日本が入った学名標記であり、和名を日本《にほん》住血吸虫症ということを研究者が住民に教えたらしい。そこから住民は日本が持ち込んだ、との意識を持ったようだった。学名には発見者の名前、国や地名を入れるのが慣習である。桂田と宮入慶之助の発見は医学、生物学の学問的分野において日本が世界に誇る金字塔だが、その脅威にさらされる住民には関係ない。体を蝕《むしば》み、生命を奪う病気に国名を入れるのは考えものだ、と佐々は感じた。

国立予防衛生研究所などで日本住血吸虫症のセルカリアやミラシジウムの系統発生をさまざまな角度から研究していった結果、日本住血吸虫症の起源は東南アジアか中国大陸南部、と見当がついていた。日本列島が大陸と陸続きであったときに人間あるいは家畜の移動でもたらされたものではないか、と考えられていた。

しかし、そんなことを言ったところで始まらない。南京大虐殺《ぎゃくさつ》などの殺戮《さつりく》を繰り広げた日本に対する中国人民の怒りが、血吸虫病に向けられているのは仕方ないことでもある。戦時中は佐々も海軍軍医として南太平洋、中国南部で従軍し、戦争の恐ろしさを身をもって体験した。中国大陸から血吸虫病が消える日まで、日本が恨まれ続けるのは致し方ない。日本住血吸虫症が見られるフィリピンや東南アジア各国でも同様に恨まれているのだろう、とも佐々は考える。日本ができることは積極的に手を貸し、共に根絶事業に取り組んでゆかねばなるまい、とも思えた。

衛生所では各棲息《せいそく》地別に釘螺が温室で大量に飼育され、さまざまな薬品を用いて殺貝性を検討していた。佐々はここで初めて釘螺を見たが、大きさ、形、色合いなど見た目には日本のものとは変わらない。標本をいくつか持ち帰ることにした。

長靴を借りて履き、馬車に乗って農村に向かう。城壁を後にして水田がひらけてくると、水田の溝の至る所に白旗がいくつも立っているのが目に入る。その旗は「釘螺がいるから気をつけろ、危険だ、入るな」という目印であるという。錘が馬車を止めさせた。佐々は馬車から降り、三〇センチもない浅い溝渠をのぞき込むと釘螺がびっしりいた。付近の草むらにも無数にはびこっている。衛生所から持参した網で溝の底を一回なでるようにしてすくうとおびただしい釘螺が入った。かつて山梨の大流行地ではこんな光景があったらしいが、最近の日本の流行地ではお目にかかれない。事業は途中ながらも、日本は見事に殺貝をしてきたことを佐々は感じた。

村に向かうまでに目に映る範囲での湿った地面、沼、水たまりには釘螺が集団で棲息している。村人は裸足で歩き、裸足で水田に入っていた。これでは旗も役には立たない。たとえ、水田に入らなくとも、水たまりの中に入ったり、大雨で河川が増水すれば、それだけで感染する。同乗している衛生所のスタッフにたずねると、まさしくその通りで、大雨でなくとも一雨降れば道は水浸しになり、溝や沼の貝は村々に運ばれていく、という。

寒気すら覚えた佐々だったが、黄色い泥水をたたえた揚子江に沿う村に入ってからさらに驚く。赤レンガ造りの人家の壁にも釘螺がびっしりと付着しているのである。村の人民医院には、アンチモン剤の注射を受ける人々が並んでいた。三十ほど入院ベッドもあり、そこには腹水がたまり死を待つのみとなった者が、天井を虚《うつ》ろな眼で見つめながら時々、うわ言を口にしながら横たわっている。

村を歩くと腹を大きくしている子どももごく普通に見かけるが、彼らが本当に子どもなのかどうかは、年齢を聞かなくてはわからない。また、山梨の有泉信が報告したように手足をひどく痙攣《けいれん》させたり、目の焦点が定まらず、口をもごもご動かしている典型的な脳症型の患者もいた。

千人ほどの小さな村だが、重症な患者がこれだけ見られるのは大流行地である何よりもの証《あか》しだ。血吸虫病の他にもマラリア、フィラリアなどの患者、あるいはこれらすべてを持った患者も少なくはないと佐々の目には映った。村の掲示板や人家のレンガ壁には『勤勉努力　活動発展』など、民衆を鼓舞する中国政府おなじみのスローガンのポスターが張られている。畳一枚の大きさはゆうにあるポスターの中には『血吸虫病防治』も数多くあるが、あざわらうがごとく釘螺が無数にポスターの上にこびりつき、うごめいていた。

気が重くなった佐々は、何気なしに川を見つめた。黄土をそのまま水に溶かした色の水で美しくはないが、対岸が水平線である遼遠《りょうえん》な大きさには圧倒される。

「さすがに揚子江は大きいですね。海を見ているようです」

と言うと、鍾が笑った。

「ここは揚子江の支流の一部なんです。本流は、あの水平線の先になります。それに夏と冬では、水位が一〇メートルも違います。今は年間で最も低いのです」

佐々は足元を見る。岸の水草の上にも釘螺がたっぷりと付着していた。網で底の表面を軽くこするようにすくうと釘螺は無数に入った。網の中の貝を佐々が見ていると鍾が、揚子江の河口となる上海市、この支流から奥に二〇〇〇キロほど下る重慶までが血吸虫病の大流行地である、と話す。単純に考えただけでも、中国の流行地は途方もない広さだ。周が言ったように中国政府が最重要課題とするのもわかる。

南京に一泊した翌日、汽車は揚子江に沿って五時間で無錫に移動する。「天に極楽 地に蘇州・杭州」と古来から言われるように、蘇州は古くから情緒豊かな地域であり、官僚や豪商が別荘を設けたことで、人々の憧《あこが》れの地となった。中でも無錫は大詩人の蘇東坡の愛した地であり、詩のモチーフとなった風光明媚《めいび》な風景がそのまま残され、名園も多い。

無錫駅に到着するや、馬車に乗り市内の「血吸虫病防治処」に向かった。名のごとく、血吸虫病専門の病院である。無錫での流行もひどく、一般の病院では手に負えないことから昨年設けられたが、まだ施設は不十分で中華医学会は頭を痛めている、と鍾は心境を佐々に吐露した。

五分も馬車に揺られた頃、周囲の建物の中でも一際《ひときわ》高い白壁の三階建ての建物の前に、人々が二〇〇メートルほど列をなしているのが馬車の上から見えた。これが血吸虫病防治処だった。人々はアンチモン剤を投与してもらうために朝から、あるいは徹夜で並ぶものの、一日における薬の量には限りがあり、先着あるいは抽選で決める、との説明を佐々は鍾より受けた。

佐々が予想していた以上に病院は大きく、百人を超える患者が入院していた。南京と同じく肝硬変を起こし、腹水がたまっている重症患者がほとんどであった。毎日、病院では五人は確実に死んでいる、職業は農民が圧倒的、と院長が語る。死亡の原因は本病はもちろんのこと、アンチモン剤の副作用も少なくないようである。入院を希望する者が受付の前に並んでいた。アンチモン剤の投与は五十人を終えたところで打ち切られた。注射を受けられなかった者は激怒するが、職員は「明日も行う」と話し、引き取らせる。佐々は病院の職員と討議した後、院長の案内で近郊の農村を見学した。南京と同様の光景が広がっていた。

その日、佐々に充《あ》てられた宿泊施設は、無錫市の西方二キロにある四五万平方メートルを誇る広大な錫恵公園の中に建てられている西欧風の迎賓館であった。通訳の説明では、この迎賓館はもともと中国元首の別荘として使われていたもので、佐々の部屋は蔣介石がよく寝泊まりしたところだ、という。部屋は大理石をふんだんに用いて随所に見事な彫刻が施され、赤と黄を基調とした絨毯《じゅうたん》が敷き詰められている。書斎、歓談の間など部屋が七つあり、寝室だけで二十畳はあった。

懇親の夕食会の前、佐々は一人で付近を散策してみた。唐や明の時代に造られた名園がいくつもあり、人々は茶を飲みながらゆったりと時間を過ごしている。幾星霜を生きたであろう大木のもとでは白い着物に白く長い髭《ひげ》を生やした老人が二人、差し向かいで囲碁を打っている。金魚や菊の即売会も兼ねた品評会も行われており、美しく着飾った多くの人で賑《にぎ》わっていた。厳しいと聞いていた共産圏でも、都市の中心部ではこれだけの文化活動が行われているのである。どこの国も都市の様子は変わらないものだ、と佐々は思った。日本全国の風土病の発生地、そのほとんどが僻地《へきち》とよばれているが、あちらこちらを調査で歩き回って、佐々は都市部と地方との生活文化の格差を肌身で感じてきた。東京や大阪のど真ん中で風土病について話しても、自分たちの生活レベルが日本の水準と思っているだけに、理解してはもらえないのである。

武漢、杭州、恵州、厦門の流行地でも南京、無錫と同様の光景であった。各地の衛生所、防治処ではごく最近の凄惨《せいさん》な史実を教えられ、佐々はさらに気が重くなった。武漢のとある六十人ほどの山間の集落は、山と山に囲まれながらも九〇〇〇平方メートルの水田があったが、血吸虫病のため人口は減った。耕作者がいなくなった水田は雑草が伸び、残った村人は雑草で飢えをしのいだが、明るい前途を持てず集団自殺を図り、廃村になったという。

二毛作も可能な厦門では具体的な数字を佐々は教えられる。厦門郊外のある農村地帯では、一九三〇（昭和五）年には人口はおよそ三千人だったが、血吸虫病の流行により激減し、政府によって対策が開始される一九四九（昭和二十四）年には千二百三十二人になっていた。このうち、血吸虫病患者は千百八十六人と感染率は九六％、うち九百六十五人が重症だった。耕作に従事する男性の死亡率が極めて高い。

これを家族単位で見ると、話はさらに悲惨さを帯びてくる。三千人の人口のときは五百四十三の家族があったが、千二百三十二人となった時点では二百十三家族が消滅、五十五家族は一人のみ、になったという。対策が始まってからも死亡者の歯止めにならず、本年一九五五（昭和三十）年七月には六百四十三人となった。血吸虫病は昔からある病気であるが、洪水などで突如、大流行することがあるらしい。

文献上の記録は何も残っていないが、日本における各流行地でも、かつては廃村になったところがあったのだろう、と佐々は考える。揚子江という偉大な川はアジア最大の穀倉地帯として多大な恵みをもたらす「神」ではあるが、引き換えに多くの人々の命を奪う「悪魔」でもある。自然の厳しさは、甲府盆地の笛吹川、釜無川、富士川、広島の高屋川、芦田川、佐賀、福岡の筑後川も同様なのだ。

3

一九五〇（昭和二十五）年六月に開戦し、一九五三（昭和二十八）年七月に休戦した朝鮮戦争の特需による高度経済成長の始まりによって、日本は重化学工業を中心として産業の発達を見せ、それと共に国民生活は、終戦直後に見られた衣食住の混乱を脱してようやく落ち着いてきた。

セメント不足の中から始まったコンクリート化だったが、山梨県では昭和二十五年から昭和三十一（一九五六）年の七年間に国の補助のもと、一億三千万円を投じて延べ一八六キロの溝渠をコンクリート化した。広島も筑後川も同様に溝渠のコンクリート化を行う。溝渠のコンクリート化の効用は誰もが認めるところとなった。産卵に不適切、餌《えさ》も採れない、早い水の流速、これらがミヤイリガイの半永久的な繁殖を防ぐ。だが、コンクリート溝渠の周囲の雑草を刈り、藻を取る管理を怠れば意義は失われる、と各地を調査して国立予防衛生研究所は報告した。溝渠をコンクリート化してもらった町村は管理に気を配り、ミヤイリガイの再発生を許さなかった。

現時点では流行地の一部をコンクリート化しているに過ぎず、対策としてはまだ手ぬるい。そこで、各流行地同士で話し合いがもたれ、有病地出身の代議士が中心となり、有病地の溝渠をすべてコンクリート化する案を国に申し出た。昭和三十一年の十二月十日、第二十五回臨時国会における議員立法において、寄生虫病予防法に以下の内容を付け加えることに成功した。

「厚生大臣は日本住血吸虫病の予防のため、当該病原虫の中間宿主たる巻き貝の棲息地帯におけるコンクリートづくりの溝渠新設の基本計画を決定すべし。前項の基本計画は、関係都道府県知事の意見を聴取して決定すべきものとし、昭和三十二（一九五七）年度以降十カ年にわたる内容たるべきものとす」

昭和三十二年から昭和四十一（一九六六）年の十年にわたる、コンクリート化事業の実施がこれで決定した。各地の総合病院や開業医院においてはスチブナールのみに頼らず、内科、外科、神経外科などの医師が患者を総合的に診察して、患者一人一人に必要な診療を施す「対症療法」も活発になった。住民側も積極的に診療を受けるようになり、かつて見られた発育が止まってしまう患者や、太鼓腹になったまま死ぬ患者は非常に稀《まれ》となった。

コンクリート化の話が煮詰まりつつあった昭和三十一年の十月、中華医学会の招請により組織された日本住血吸虫症防治代表団が羽田を発った。周が前年訪中した医師団を通じて、日本の血吸虫病の専門家を是非とも派遣して欲しい、と要請したことが契機だった。日本住血吸虫症の研究者五人が二カ月半滞在して、流行地を視察し、意見の交換を行う。国立予防衛生研究所の寄生虫部部長で日本の公衆衛生学のリーダーである小宮義孝を団長とし、同所の研究員でミヤイリガイやセルカリアの生態研究を行っている安羅岡《やすらおか》一男、久留米大学教授でコンクリート化を最初に提唱した岡部浩洋、同じく久留米大学教授で日本住血吸虫症の多数の臨床例を報告している吉住好夫、セルカリアやミラシジウムの発育過程について詳しい静岡大学教授の伊藤二郎の五名であった。

中国共産党の「農業開発計画」が始まり、血吸虫病対策が大きく取り上げられている中、広州を中心として彼らは大流行地を視察する。中国のミヤイリガイは形態的にやや異なる亜種であることもわかった。今回の訪中団で二十八歳と最も若い安羅岡は、子どものときに罹患《りかん》して発育が止まってから十年、十五年と経過した患者を初めて目《ま》の当《あ》たりにした。大学で学んだ医学書には「子どものときにかかれば成長が阻害される」と記載され、講義でもそう学んだが、くまなく日本の各流行地を訪問しても、そんな患者にはお目にかかれなかった。学説に半信半疑であったが、このたびの訪中で日本住血吸虫症の恐ろしさをはっきりと体感したのであった。

中国が行う対策を見て、日本代表団は深刻さを強く実感した。まず、問題になったのはアンチモン剤のカリウム化合物を治療薬として用いていることだ。アンチモン剤のカリウム化合物は毒性が極めて強い。日本のスチブナールは致命的な副作用を恐れ、カリウムの代わりにナトリウムを化合しているが、それでも、毒性を和らげたわけではない。一日置きか二日置きで四十日から五十日の期間を設けて治療をするが、死亡する患者、肝臓障害を起こす者もいる。中国では投与する量は日本と同じだが、治療期間は三日間連続、午前と午後に一回ずつの合計六回の「三日療法」を実践していた。当然、副作用の患者数は日本の比ではない。日本のように各専門の医師が協力して対症療法を行う余裕もなかった。

「ナトリウム化合物に薬剤を変更して、投与期間を長く設けてはどうか」

とのアドバイスは当然にして出たが、日本の農村部よりも劣悪な環境の中で大量のセルカリアに感染していることから、患者には早期の治療が必要である、と中国側は主張した。農村部では若年層から高年齢層まで患者が多い。北京や上海などの大都市の病院に入院して治療を受けるのならともかく、農村部の防治処での悠長な治療はとても不可能、とも語った。

農村では家庭に便所がないのが一般的で、大便を直接、池や沼、河川でする。孵化《ふか》したミラシジウムは釘螺に取り込まれ、農業はもちろん、水浴びや洗濯をする人間にもセルカリアが入り込む生活史が規則正しく守られている。草むらでの野糞《のぐそ》でも、大雨で河川が氾濫《はんらん》すれば糞が運ばれて同じ結果となる。

殺貝剤も問題だった。日本と同様に石灰は撒《ま》かれている。日本における殺貝剤で最も効果をあげたのはＰＣＰナトリウムであるが、朝鮮戦争によってアメリカとは犬猿の仲、不倶戴天《ふぐたいてん》の間柄となった中国では、アメリカが特許を持つＰＣＰナトリウムは使用したくともできない。大量の釘螺は石灰を撒いてすぐ撲滅できるものではないが、とにかく釘螺を減らしたい、との一念から、中国の研究者たちは即時に殺貝が期待できる猛毒の「砒酸《ひさん》石灰」を用いていた。これは殺虫剤として日本でも研究レベルで使用されたこともあるが、土壌や河川に棲《す》む生物を全滅させる強い毒性があり、積極的な使用は控えられたものである。

人海戦術による拾い集めも行われている。岡部が、流行地の一部でも溝渠をコンクリート化して石灰を散布すれば効果はある、と日本から持参した種々の資料を提供して説明すると中国側は興味を示し、是非とも対策に取り入れたいとの姿勢を見せた。

中国の現状を見て日本の五人は、これからの中国の対策の厳しさに頭を悩ませながらも、日本の住血吸虫症対策は完成期に入った、終焉《しゅうえん》も近い、と確信した。

日本の対策は積極果敢であった。溝渠のコンクリート化が進められる中でもまず殺貝してから、コンクリート化を行った。

ところが、山梨では厄介事があった。広島や佐賀、福岡は平野だが、山梨は丘陵の多い盆地である。山地の河川や水田、桑園の付近にもミヤイリガイが棲息しているため、コンクリート化しても上流に行けば行くほど水量が緩慢になり、コンクリート溝渠の意味がない。根気よく殺貝剤を用いなければ駆除できるものではないのだ。

水田を所有する住民、県、研究員らが方法を模索するうち、地方病撲滅協力会と地方病撲滅対策促進委員会が、水田を果樹園にしてはどうか、と画期的な提案をした。この提案には山梨県の経済状況も考慮されていた。

昭和二十七（一九五二）年、山梨県は復興する日本経済に併せて養糸産業の拡大化をはかり、山を開墾、水田もどんどん桑園にした。大都市の市場に近い山梨は長野、山形、福島、茨城、栃木といった養蚕県を制する形で拡大を遂げ、県内で最高四万戸が養蚕を営むも、昭和三十一（一九五六）年から繭の価格は頭打ちとなり、昭和三十三（一九五八）年からは生産過剰で価格は下落の一途をたどる。

そこで山梨県は米や麦、養蚕に代わる農産物の拡大を思案し、山梨県のブランドになる作物を求めた結果、ブドウや桃などの果樹の作付けを、との意見をまとめた。山梨の気候は果樹栽培に適する。大消費地の京浜地区に隣接し、輸送手段は格段に上がっていることで鮮度が保証できる。国民生活も潤《うるお》い始めて、果物が一般家庭でも食後のデザートとされ、需要が高まってきた。

住血吸虫症対策から見れば稲作から果樹栽培への転換は、いいことずくめだった。まず、土地改良がミヤイリガイの根絶につながる。水田の水を抜き、直射日光で土を干してから大量の土を入れる。水がなければミヤイリガイは死ぬし、一〇センチほど埋められても死ぬ。果樹園となった土地では、ミヤイリガイの棲息は一〇〇％不可能となる。すべての水田を果樹園に転換はできないが、この農地改良を推し進めれば、ミヤイリガイはいなくなり、県の産業にも大貢献するのだから申し分ない。

この意見は山梨県全体の農業従事者に強い影響を与えた。先祖代々の土地ではあっても、先祖も苦しめられてきた水腫脹満《すいしゅちょうまん》と完全に訣別《けつべつ》をするためなら、反対する者などいない。我も我も、と果樹園への転換が進められた。ブドウの品種改良も進む。昭和三十四（一九五九）年には「種なしブドウ」の開発に成功、ビニール栽培も普及し、昭和三十五（一九六〇）年には果樹栽培の面積はブドウだけで二六〇〇ヘクタールとなった。この面積は昭和三十（一九五五）年当時と比較して二倍にあたる。計画では、昭和四十（一九六五）年までに一一〇〇ヘクタール増やして、三七〇〇ヘクタールを目指す。

格段に増えたブドウを使ってのワインの醸造や、国鉄の中央線を使った東京からの日帰りも可能な「ブドウ狩り」などの観光化も進められた。地元ではワインが地酒として身近となり、一升瓶のワインを気軽な晩酌酒としてコップや茶碗で味わう家庭が増えていった。明治十四（一八八一）年八月、春日居村が水腫脹満による苦境と対策を訴えた『御指揮願』は県令（知事）の藤村紫朗に提出したことで知られているが、その藤村は山梨県令に着任後、旧甲府場内で県営の勧業試験場を設置し、ブドウを山梨の特産物にするべく、和洋種の試験栽培に取り組み、ワイン生産に取り組む葡萄酒醸造所も併設した。結果的に藤村が情熱を傾けたブドウ栽培、ワイン製造が地方病対策に大きく貢献することになり、藤村の業績も改めて注目されるに至った。

モモの生産も増え、昭和三十五年には二〇〇〇ヘクタールとなった。

合計で四六〇〇ヘクタールは住血吸虫の有病地の三分の一に相当する。すべてがミヤイリガイのいた土地での改良ではないが、いずれにしてもその何分の一かの土地は改良されたと考えてよい。昭和三十五年の果実の生産額は四十九億五千万円。山梨県の農業生産額に対する果実の割合は二〇％となり、全国水準の六・三％を大きく上回った。

また、この昭和三十五年から、かつて流行地であった有病地で五年以上、ミヤイリガイも患者もいない根絶をなし得た地域が発表される。第一回有病地解除は南巨摩郡増穂町《ますほちょう》長沢（富士川町）、中巨摩郡櫛形町《くしがたちょう》曲輪田《くるわだ》（南アルプス市）、同じく中巨摩郡甲西町東落合の三地区であった。

山梨県教育委員会では、有病地の小中学生から地方病予防の作文、標語、ポスターを公募して、予防思想の普及に乗り出した。田植えが終わり、人と水が最も接触が多くなり、セルカリアも最も活動が活発になる六月を「地方病予防強調月間」に制定する。ポスターには「地方病にかからぬよう塗り薬をつけましょう」「みんなの手で地方病をなくそう」「ミヤイリガイを退治しよう」「小川での水遊びはやめよう」といった言葉が刷り込まれた。

そして、甲府で日本住血吸虫症撲滅のために山梨、広島、佐賀、福岡の有病地の市町村長、関係者らが初めて一堂に会す。これには小さな流行地である岡山も参加した。会の名称は『日住病全国有病地対策協議会』である。発足会議の際に、毎年各流行地において持ち回りで全国会議を開催して有病地を視察し、互いに研鑽《けんさん》することを誓い合った。第二回は福山市の鞆ノ浦で、とも決定した。

そのころ、中国から朗報が届いた。一九五八年六月三十日の中国共産党の機関紙『人民日報』に江西省余江県での血吸虫病根絶が発表された。治療薬の投与、石灰や砒酸石灰など種々の薬品を用いた殺貝、コンクリート化、人海戦術の貝の採集、土地の焼却などがひとつの効力を発揮し、経過を見守ったところ、二年以上、患者が発生しなかった。

中国政府による対策の開始後、初めての根絶地を獲得したのだった。わずか一地域とはいえ、流行地での根絶を獲得した朗報に多くの人々は喜んだ。

毛沢東は筆を執り、自分の心情を『送瘟神《ソウウェンスン》』と題する詩にまとめる。『送瘟神』の「瘟神」とは血吸虫のこと。瘟神とは中国で疫病神とか悪魔という意味だ。詩作、書に優れ、文化人としても名高い毛沢東の、病気をモチーフにした「疫病神を送る」というこの詩は改めて中国大陸の惨状を教えてくれる。

『送瘟神
緑水青山枉自多　華佗無奈小虫何
千村薜藶人遺矢　万戸蕭疏鬼唱歌
坐地日行八万里　巡天遥看一千河
牛郎欲問瘟神事　一様悲歓逐逝波
春風楊柳万千条　六億神州尽舜堯
紅雨随心翻作浪　青山着意化為橋
天連五嶺銀鋤落　地動三河鉄臂揺
借問瘟君欲何往　紙船明燭照天焼

山紫水明の自然の美しさは、苛酷《かこく》さも伴う。古は三国時代に活躍した名医・華佗《ホワントー》ですら、小さな血吸虫には手の施しようがなかった。

この病によって、人が絶えてしまった村も数知れない。廃村では、鬼ともいうべき血吸虫のあざ笑う歌が聞こえてくる。

私は地に座したままで一日に八万里を行き、天を駆け巡っては遥《はる》か千筋の川を見下ろして、わが国土を見つめるのである。

牽牛星《けんぎゅうせい》が人民の姿を見て、心配し、この疫病神について知りたがり、私にたずねる。牽牛星と悲喜こもごもの日々を過ごしているうちに月日は流れてゆく。

春風に誘われて柳がいっせいに芽吹き、たくさんの垂れた枝は風に揺れる。このすばらしい光景に私は神々しさを感じ、六億人の中国人民は皆が神話上の名君「堯」「舜」のようだ、とさえ思う。

万物を潤す春雨も人民は思い通りに降らせることができるし、深い緑の山々をも人民は意のままに変えて、橋を架けて各地を結ぶこともできる。

空に連なる五つの大山脈（天山《ティエンシャン》山脈・崑崙《クンルン》山脈・阿爾泰《アルタイ》山脈・大興安嶺《ターシンアンリン》山脈・南嶺《ナンリン》山脈）には銀色の鋤《すき》が落とされ、三つの大河（黄河・揚子江・珠江《チューチアン》）の流域では大地を揺るがせて、人民が逞《たくま》しく日焼けした腕を振るう。

私は（消えた余江県の）血吸虫にたずねたい。これからお前はどこに行くつもりなのか、と。川では瘟神を乗せて流す紙の船が明々と火を灯し、その火が空に照り映えている』

揚子江の沿岸では七夕など慶祝事には紙や灯籠《とうろう》で船を作り、火をつけて流す風習がある。余江県での喜びの光景を用いて詩を結びながらも、中国全土でこの成果を打ち立てるのは一層の努力が必要だ、との思いを毛沢東はつづったのである。この詩は同年十月三日付け人民日報の一面に掲載された。

第6章　果てしなき謎《なぞ》

1

寄生虫予防法に基づき、昭和三十二（一九五七）年から日本住血吸虫症の有病地で実施されてきた溝渠《こうきょ》のコンクリート化事業は、事業費の関係から年度計画の五、六割しかできず、当初の十カ年計画の達成は見込めなくなった。日住病全国大会では各方面と折衝して、昭和四十（一九六五）年六月に寄生虫病予防法を一部改正させ、昭和四十年以降、七カ年計画で実施することにした。

山梨のように福岡でも土地の利用転換が行われる。といっても、果樹園ではない。筑後川沿いの長門石町の河川敷は、パブリックコースのゴルフ場となった。ミヤイリガイの殺貝《さつばい》後、棲息地《せいそくち》の凹凸の河川敷を盛り土で埋め立て、雑草を刈って平坦《へいたん》にして芝生を植える作業が昭和三十六（一九六一）年から行われ、一年半後にゴルフ場は開設された。ゴルフ人気は高い。市民からもっと敷地を広く、との意見が出て拡張工事が行われ、同じくミヤイリガイが棲息する二五〇メートルほど離れた佐賀県三養基郡北茂安村の河川敷もゴルフ場になった。また、少年野球のためのグラウンドやバレーボール、テニスの専用コートも作られ、これらは昭和四十（一九六五）年内にすべての完成をみた。

　このように変わるまで、河川敷には雑草と低木が生い茂り、ところどころはぬかるみ、当然のようにミヤイリガイが棲息していた。「雑草が豊富にあり、牛の餌《えさ》にはこと欠かない。運動もできる」と周囲の農家は春から秋にかけ晴れた日に乳牛を放牧した。放牧といっても鼻綱を長くして行動範囲を大きくしただけなのだが、半日あまりもいると、かなりの範囲を動き回る。牛は裸足であるから、セルカリアが入り込み、感染が成立する。そして、牛は糞《ふん》を垂れる。その糞からミラシジウムが孵化《ふか》してミヤイリガイに……、と牛の感染が繰り返されていった。やれ国の予算で溝渠のコンクリート化だ、ＰＣＰナトリウムの散布だ、と躍起になりながらも何気ないこの光景の裏にある危険の大きさを看過するところであった。

　甲府で昭和三十五（一九六〇）年に開かれた第一回日住病の全国会議の折、有病地を積極的にブドウ畑にしているのを見学した福岡の関係者は、このアイデアに感心すると共に、乳牛を放牧している河川敷の脅威を突然思い起こしたのである。即座に乳牛の放牧をやめさせ、ミヤイリガイを千個ほど採集し、セルカリアの有無を調べたところ、半数以上に見つかった。水田や農業地の溝渠では高くとも感染率は三％ほどであるから、これは大変な数字であった。また、野ネズミ、野良犬《のら》も多かった。これらが立派な感染動物であることは疑いなく、周辺の保健所は野ネズミ、野良犬の駆除を積極的に進めた。河川敷だけでなく、ミヤイリガイがいる環境の周辺を、住民の協力も得て実践した。

感染動物の糞便の処理がいかに大切か、を河川敷の牛の放牧が改めて教えた。埋め立てなどをして、河川敷の土地改良をすることが決まった。山梨のように果樹園にするか、との意見も出たが、河川敷に果樹園は奇異であるし、子どものためのグラウンドなどレジャー施設に変えて絶えず人が利用するようにすれば有意義、という意見に賛成が集まり、実現したわけであった。

佐賀、福岡にとって河川敷の土地改良は平野部、農村部以外のミヤイリガイの棲息状況を知るきっかけにもなった。殺貝剤の散布と溝渠のコンクリート化で平野部と農村部のミヤイリガイは激減し、高密度でミヤイリガイが棲息しているのは、筑後川とその支流の宝満川、新宝満川の三つの河川敷に絞られた。これらの河川の管理に当たるのは水資源開発公団（現・水資源機構）である。豪雨による増水、氾濫《はんらん》を二度と体験しないためにも、水資源開発公団は福岡県久留米市安武町と対岸の北茂安村との間に可動堰《せき》（堰＝ダム）の「筑後大堰《おおぜき》」を建設する方針を固めていた。幅は五〇一メートルにもわたり、筑後川の水流を安定させ、久留米市、鳥栖市ばかりでなく、福岡市や佐賀市といった都市への上水供給も目的となる。水資源開発公団はジストマ対策の重要性も認識し、筑後大堰の完成によって影響が出ないかどうかを久留米大学に相談した。福岡、佐賀では日本住血吸虫症のことをジストマとよんでいた。

ダムが完成しても、ミヤイリガイがいれば水際《みずぎわ》のコンクリート部に棲息して、繁殖することは考えられる。放流によってミヤイリガイが流され、沿岸にたどり着けば人間や動物へ〝ジストマ〟の感染が起こり得る。それを防ぐには大堰を建設する前に沿岸一帯のミヤイリガイの棲息を調査して、それに合わせて堤防の工事を推し進め、河川敷を埋め立ててのコンクリート化、土地改良で一個たりとも棲息し得ない環境をつくり上げることだ。河川敷をグラウンド化するだけでなく、倉庫の敷地や工場を設置するなど利用方法を工夫したり、コンクリート化や盛土をする場合は、いったん火炎放射器や野火でミヤイリガイを焼き殺す、などの対策を久留米大学、水資源開発公団、佐賀県、福岡県は実施することになった。

昭和四十一（一九六六）年、福岡の久留米保健所はミヤイリガイを千三百四十九個採集して、生きている貝千二百七十三個のうち二百三十七個が日本住血吸虫症に感染していたことを報告する。佐賀側の鳥栖保健所では千三百四十五個採集し、千二百六十三個が生きており、十六個が感染していた。福岡の感染率は一八・六%、佐賀は一・三%である。感染率がゼロになり、ミヤイリガイがいなくなるときが〝ジストマ〟の終焉《しゅうえん》だ。糞便検査による患者の診断では、福岡、佐賀共に昭和三十三（一九五八）年頃より一%を切り、〇%台を維持している。ここでの陽性率とは前年度感染していない人がどの程度感染したかを調べるものであって、重症患者は含まれない。

広島において、片山病で死亡する者は多くとも年に二人、いない年も珍しくなくなってきた。スチブナールの治療よりも、周囲の環境からミヤイリガイがいなくなった結果、感染していても自然治癒《ちゆ》する患者が増えたのである。

大切なのは、新しく患者が出たのか、どうかだ。既にかかっている者は治療すればいい。高齢者や四十歳以上に患者が多いが、それ以下の世代の患者が少ないことは将来的に見通しが明るい。予防にこそ力が入れられねばならない。新規の感染率も昭和三十二（一九五七）年、四千二百四十六人の糞便検査の結果、四人が陽性、感染率〇・〇九%となって、初めて一%台を割った。

検査する人数が少ないのでは、との意見もあり、御下問奉答片山病撲滅組合は昭和三十四（一九五九）年には六千三百六十六人に増やして検査したところ、陽性者はなしの感染率〇％となった。それから昭和三十九（一九六四）年に〇・〇二％となるまで〇％を続けた。昭和四十（一九六五）年には九千五百八十六人を調べて〇％、昭和四十一年には九千五百三十三人の対象で陽性者は二人の〇・〇二％となっていた。患者と認定されている者は三十〜三十五人で、わずかとなっていた重症者は高齢者のみで、肝臓、脾臓《ひぞう》が若干腫《は》れている軽症者は壮年、青年層に多かった。腹水の除去、スチブナールの投与量を減らすなど、各人の体力に合わせた治療が行われていた。

日本の農村風景も変わる。農耕用に牛や馬が使われることは極端に減り、耕運機やトラクターが登場した。機械化の波がやってきたのである。これに伴って、日本住血吸虫症の流行地では感染している家畜はほぼなくなり、媒介源の意味が薄れてゆく。溝渠のコンクリート化において、山梨では問題があがった。中央線、身延《みのぶ》線（甲府〜市川大門〜身延〜富士を結ぶ）の国鉄の用地内の溝渠にもミヤイリガイの棲息は確認されていたが、国有地であり、コンクリート溝渠にできない。調査では中央線の甲府以西は二五一二メートル、以東は一四八〇メートル、身延線は一万五四〇メートルをそれぞれコンクリート化する必要がある。野放しでは、撲滅事業に支障をきたす。コンクリート化促進と工事費の負担を運輸省、東京鉄道管理局と打ち合わせる。この相談には、運輸政務次官を経験し、後に副総理となった山梨県出身の代議士・金丸信が県民の期待に応《こた》えるべく交渉に当たった。金丸の出身地は地方病の流行地でもある中巨摩郡今諏訪《いますわ》村（南アルプス市上今諏訪）だ。

中央線のコンクリート化はすぐに回答が出て、昭和四十一（一九六六）年の年度内に着工、費用は国鉄負担となったが、身延線についての回答は翌年となり、結果的には同じく国鉄負担で、昭和四十二（一九六七）年から五年間で工事を完了する、と決定した。肝心の新規の陽性者は、昭和四十一年には十九万七千百六十四人が糞便検査し、百四十四人が陽性、感染率は〇・〇七％で日本住血吸虫症による死亡者は十四人であった。山梨でも広島、佐賀、福岡と同じく昭和三十二（一九五七）年から感染率は〇％台を保っている。

山梨にはまだ、問題が残っていた。農村部の小学生男子の河川での遊泳が多いのだ。日本住血吸虫症の恐ろしさはわかってはいるものの、水着もつけず飛び込む。子どもの皮膚は柔らかく、セルカリアにすれば侵入はたやすい。子どもが川で泳ぐ理由は学校にプールがないからだった。甲府など都市部の学校にはプールが設けられ、あるいは、学校にはなくとも市民プールが開放されて、そこで授業を行うため、河川で泳ぐことはないが、プールに縁のない地域の子どもにすれば泳ぎを覚えるためには河川に入るしかない。予算の都合上、すべての学校にプールは建設できないが、寄付金を集めるなどして可能な限り早期の建設を県は約束した。

検査方法はこれまで糞便検査一辺倒だったが、昭和四十三（一九六八）年より「皮内反応検査」が実施されるようになった。ツベルクリン検査に似た一種のアレルギー反応検査で、皮膚の下に注射して十五分から三十分後に注射した箇所が、直径九ミリ以上赤くなって盛り上がれば、体内に日本住血吸虫の虫卵があるとの診断が出る。

ひとつひとつ確かめていくしかなかったこれまでの糞便検査に比べて、集団検査が可能な皮内反応検査は、時間も労力も大幅に節約された。しかし、陽性になったからといって、全員が虫卵を保持していることにはならない。スチブナールで成虫と卵を駆除しても、過去に感染があった者は治癒後二十年近く経過していても陽性を示すことがあるし、皮膚反応性（アレルギー反応）が高い者であれば、日本住血吸虫症に関係なく陽性となってしまう。二度手間ながら、陽性と判断された者のみに糞便検査を行い、確かめることが義務づけられた。

朝鮮戦争以降、発達した日本の重化学工業は「公害」という新たな社会問題を引き起こした。水俣《みなまた》病やイタイイタイ病は筆頭に上げられる。環境に対する薬品、健康保持の意味が問われ、安全検査の技術も進み、国民の目も厳しくなった。従来は積極的に使われ、大量製造されていた薬品の中にも生産中止となるものが現れてきた。ＰＣＰナトリウムもそのひとつだった。毒性が強いため、昭和四十八（一九七三）年に水質汚濁性農薬に指定され、表舞台から消える。農業従事者に無償で配布されていたセルカリア感染防止薬の「ベンレート」も、発がん性があるとのことで昭和四十九（一九七四）年には使用が禁止され、製造も中止となった。既に、これまでの対策の蓄積としてミヤイリガイが減り、水田で作業をする者はすべてゴム製の長靴を履き、農作業機が活躍しているので、ベンレートの製造中止による不満はなかった。

ＰＣＰナトリウムの代替品については、山梨県立医学研究所から山梨県立衛生研究所を経て名称を改めた山梨県立衛生公害研究所（現・山梨県衛生環境研究所）が研究と試験を担当した。代替品は、東北地方でユリミミズと呼ばれ、下水や溝渠、ときには水田で爆発的に発生し苗代《なわしろ》を阻害するイトミミズの駆除に用いられる「ユリミン」である。ユリミンは、研究室では魚毒性、作物への影響はＰＣＰナトリウムより低いが殺貝作用はＰＣＰナトリウムと同等だった。価格的にはＰＣＰナトリウムの倍近くするが、白く細かい粉末の薬剤を散布する労力は、ＰＣＰナトリウムに比べて十分の一以下だった。生石灰や石灰窒素よりも手軽に使える殺貝剤で「殺貝剤の散布革命」と研究者はもてはやした。

それでも、早々に問題が起こる。細粉末のユリミンを散布すると、晴れた日には緩やかな風が吹いただけで飛んでゆき、作物にふりかかるのだ。製薬会社ではユリミンを小さな粒材にしてこの点を改善したが、それでも問題は続く。安定した効果をみせたが、東北地方で使われなくなり、製造はミヤイリガイのいる地域だけとなったために価格が高騰《こうとう》した。製薬会社としても利益を追求してこそであり、ユリミンは昭和五十一（一九七六）年をもって製造が中止された。

またまた代替品が求められる。百種類近い候補の中から「B2」（ジクロロ・ブロモフェノール・ナトリウム塩の略）と「ニクロサマイド（ニクロサミド）」の二つに絞られた。野外での殺貝効果はニクロサマイド、B2の順に強い。魚毒性においてB2は、これまでに用いられた殺貝剤の中で最も強い。この点、ニクロサマイドはPCPナトリウムよりも弱く、好都合だ。魚毒性はそのまま桑や作物に付着した場合の目安とはならない。ニクロサマイドは枯死させるが、B2は桑の葉や野菜に付着しても三日あれば無毒化する。この点、ニクロサマイドは劣る。B2が有力となるが、ニクロサマイドのユニークさも考慮された。黄色のニクロサマイドは別名・ヨメザンという回虫駆虫薬でもある。服用できるのだ。農作物には有害でも、人体に支障がないのだから、安全性の点から推奨される。どちらを選ぶかの決め手は価格である。ニクロサマイドは国内では生産されておらず、ユリミンの十倍という高価格である。よってB2に軍配が上がった。

広島ではミヤイリガイは一般にはもはや目につかない状態となっており、PCPナトリウム散布の中止以後はユリミン、B2は使用せず、石灰窒素のみを用いていた。毎年、春と秋に殺貝剤を散布しても、ゼロにはならないミヤイリガイに住民は改めて、その生命力の強さに驚くが、手を休めればたちまち元に戻ることも住民は経験則から知っていた。

殺貝剤を何とか見つけ出し、軌道に乗せた山梨県で、ある〝できごと〟が住民の逆鱗《げきりん》に触れた。山梨県土地開発公社は、在京の大手製薬会社と金属製造会社の進出の確約を取り付け、昭和四十六（一九七一）年、中巨摩郡昭和町の築地新居《ついじあらい》の水田七〇ヘクタールを将来「釜無工業団地」にするべく購入した。この土地の西には釜無川が流れ、昭和町築地新居も地方病の流行地で殺貝剤散布は年中行事である。七〇ヘクタールの水田は一面、雑草が生い茂り、原野となった。山梨県土地開発公社も買ったままで整地も行わず、放置した。それから三年。築地新居の隣接の鍛冶新居《かじあらい》の住民が殺貝剤の散布をしているとき、たまたま、この土地でミヤイリガイの調査をしたところ、掃いて捨てるという表現が大袈裟《おおげさ》でないほど棲息が確認されたのである。

釜無川の支流が流れる七〇ヘクタールの土地の下流の住民にすれば、ミヤイリガイの棲息地がまた増えたことになった。ミヤイリガイをなくそうと懸命になって周囲を整地し、殺貝剤を撒《ま》いてきたのに、新たに七〇ヘクタールの棲息地が追加されたとあってはやりきれない。しかも問題は、この七〇ヘクタールの土地は山梨県の外郭団体の山梨県土地開発公社が所有していることだ。山梨県土地開発公社の責任者は山梨県知事である。地方病対策事業の責任者でもある県知事は日頃から、地方病をなくしましょう、と声高に叫んでいるが、この件については地方病の温床づくりをしていたことになった。周囲の住民は激怒した。知事室に殴り込め、県知事は辞職せよ、と意気込む者もいた。

山梨県土地開発公社は平謝りだった。早速、灯油を原料とする動力背負式のポータブル火炎放射器が用意され、関係者二百人を動員して、焼却作業を行った。こうしたケースは農家にも数多くあることが明らかとなる。昭和四十六年から行われた国の減反政策に伴って、耕作放棄地が増えた。人手の足りぬ農家の中には、コメを作ったときと同額ではないにせよ、面積に応じて奨励金が出るのだから、迷わず減反政策を受け入れたところがある。コメを作っているときは手入れをして、ミヤイリガイ、雑草にも気を配るが、作らないとなると一転、野放しになる。このとき、ミヤイリガイは息を吹き返すのだ。何年にもわたって行ってきたミヤイリガイの殺貝も、途端に無に帰すわけである。これは思わぬ盲点であった。

なにせ、山梨県は昭和四十五（一九七〇）年、昭和四十六（一九七一）年の六月二十一日から三十日を「地方病予防強調旬間」として、新聞紙大のカラーポスターを作成し、県民に告知していたから面目もなかった。どちらのポスターにも上部に横幅いっぱいにゴシック体で「地方病予防強調旬間」とあり、その下に小さめのゴシック体で「6月21日↓30日」、右下には大きなゴシック体で「山梨県」と書かれた。

昭和四十五年のポスターは、農業従事者が田植えをする姿が描かれた一方で、大人がミヤイリガイとセルカリアが棲《す》む小川に両足を突っ込んでいる姿もあった。コピーは「〝宮入貝を殺そう〟地方病にかからないようゴム長ぐつか、ぬり薬を使いましょう」と入れられた。

昭和四十六年のポスターは、水腫脹満《すいしゅちょうまん》となった男性の姿が中央に大きく描かれている。太鼓腹の腹の中に日本住血吸虫症の雄、雌が抱き合っている姿、男性の足元に田植えをする農民の姿も描かれた。こちらのコピーは「みんなの手で地方病をなくそう」「宮入貝をみつけて殺そう」「小川での水遊びはやめよう」であった。

一騒動を経た山梨県では、耕作放棄地にも配慮し、昭和五十（一九七五）年、昭和五十一（一九七六）年には、それぞれ五万五〇〇〇リットルの灯油を用い、ポータブル火炎放射器で耕作放棄地の焼却作業を行った。耕作放棄地のミヤイリガイの棲息調査は、他の流行地にとっても留意すべき事項となる。

2

ある種の病気をなくすことを「根絶」という。当時、WHO（世界保健機関）の医療関係者は世界で天然痘の根絶を見守る状況にあったが、同時に近い将来、日本における日本住血吸虫の根絶を期待した。とはいうものの、

「日本住血吸虫において根絶は適当な言葉ではないのではないか」

と考える学者もいた。日本住血吸虫症は、病人がいてミヤイリガイがある限り、発生する恐れがある。人間だけでなく、家畜も同様にかかる。天然痘は強い伝染力を持った病気ではあるが、人間のみがかかる特殊な病気である。人間を治療して種痘で予防を行えば、地球上から根絶される天然痘と日本住血吸虫症では、この点が決定的に異なり、難しい。

天然痘を例にして考えれば、日本住血吸虫症は病気としての根本が違う。ミヤイリ

ガイという中間宿主があるからこそ、根絶という言葉は使えないし、ミヤイリガイをなくしても数年間は経過を見守り、新たなミヤイリガイの発生がないかどうかを観察しなければならない。安全性の高い治療薬がない状況下では結局、ミヤイリガイをなくすことが最も効率よく理にかなっているのだ。そのため、日本住血吸虫症においての無病地を「根絶をなしえた地域」と表現せず、「安全をなしえた地域」とすることが提唱され、国際的にも賛同を得た。

国際連合の一機関であるWHOは日本住血吸虫症の無病地としての基準を、

「過去十年間以上、ミヤイリガイが発見できず、七年間以上、患者が新たに発生していない地域」

と定めた。厚生省の日本住血吸虫症研究班は、

「過去八年間以上、ミヤイリガイが発見できない地域」

とした。ミヤイリガイがいなければ、新たな患者が出ないということを包含して表現している。

昭和四十三（一九六八）年、広島での皮内反応検査の陽性者はゼロとなった。広島県の御下問奉答片山病撲滅組合は、検査の責任者である広島大学医学部教授の辻《つじ》守康《もりやす》の判断を仰ぎ、殺貝対策の手を緩めなかった。結果、ミヤイリガイは昭和四十八（一

九七三）年、かつての有病地から一個たりとも発見できず、姿を消したのである。

ところが、対策関係者の緊張感が突然、強まった。流行地というには少々大袈裟だが、この昭和四十八年に千葉県の利根川流域において日本住血吸虫症が再発し、十人の患者が発見されたのだ。

利根川流域には大正時代に日本住血吸虫症の患者が発見され、ミヤイリガイの分布が判明していた。多く棲息してはいないものの、茨城県にも跨《また》がっていた。戦争があったため、対策は戦後に持ち越され、昭和二十五（一九五〇）年から三年間にわたって石灰窒素を六五トン散布し、溝渠のコンクリート化などを実行してミヤイリガイを絶滅させた。厚生省は「利根川における日本住血吸虫症は完全に撲滅した」として、昭和二十八（一九五三）年をもって対策を打ち切っていた。

だが、昭和四十五（一九七〇）年に、県内の利根川河川敷に放牧されていた乳牛に日本住血吸虫症らしき症状が出たことが報告される。そこで昭和四十八年に成田市と下総町（成田市）の河川敷で放牧されていた乳牛二百九十六頭を千葉大学が検査すると二十頭が日本住血吸虫症と判定され、付近の住民三千五十人の検査で十人の感染者が見つかったのである。

対策を打ち切ってからの経過の観察の曖昧《あいまい》さが再発を許したらしい。習志野の駐屯地から自衛隊が緊急に駆けつけ、火炎放射器でミヤイリガイを一個残らず焼いた。自衛隊の出動は二度目で、以前に釜無川と笛吹川が合流する富士川に出動している。富士川の河口となる静岡県富士市や隣町の沼津市でも、戦前にミヤイリガイと患者が発見されていた。戦後に殺貝剤の散布が行われ、地域の開発が進む中でミヤイリガイは一旦《いったん》は消滅したが、昭和三十年代後期に五〇ヘクタールにわたって再発生した。このとき、御殿場から自衛隊が駆けつけ、火炎放射器で同面積を焼いてミヤイリガイを駆除し、完全に消滅したのであった。利根川と富士川の再発生を何とか食い止めた関係者は、自衛隊の基地に近い所に発生するのか、と苦笑いした。

有病地において昭和四十（一九六五）年から七カ年計画で行われていた第二次の溝渠のコンクリート建設計画は、七カ年でも遂行できなかった。そこで、昭和四十九（一九七四）年よりさらに五年間を費やして最後の建設を行うことが国会で決まる。

患者数ゼロが続く中、ミヤイリガイがいなくなっても、広島県は念を入れて殺貝剤を散布して経過を見守る。住民からボランティアを募り、ミヤイリガイの再発生の有無をチェックする。昭和五十三（一九七八）年、溝渠のコンクリート化の建設はすべて終了した。昭和二十五（一九五〇）年から始まった有病地の溝渠のコンクリート化の長さは延べ一六五・八キロメートル。工事費は八億二千四百四十八万円だった。二年後の昭和五十五（一九八〇）年、八年経過してもミヤイリガイは発見されなかった。片山病はついに滅んだのだ。大掛かりであった片山病対策業務はこの年をもって打ち切られ、御下問奉答片山病撲滅組合も発展解散した。千葉県の二の舞いを演ずることだけは許されない。以降も皮内反応、糞便検査などで患者の調査を行い、ミヤイリガイの発生する時期にミヤイリガイがいるかどうかを観察し、コンクリート溝渠が破損していれば修繕する事業などは半永久的に続けられることになった。解散した御下問奉答片山病撲滅組合に代わって、新たに『片山病撲滅対策推進連絡協議会』が組織された。撲滅したからといっても、油断せずに経過を見守る使命があるとの決意にあえて「撲滅」という言葉を名称の中に加えていた。

福岡では昭和四十八（一九七三）年に、佐賀では昭和五十二（一九七七）年に、山梨では昭和五十四（一九七九）年から陽性者はゼロとなった。もはや専門家でなければ、ミヤイリガイの発見は困難ともなった。久留米大学の寄生虫学教室は昭和四十九年七月に塘普《つつみひろし》が岡部浩洋の後を継いで教授となり、研究に携わった。学生の夏休みを利用してミヤイリガイを採集するが、かつてミヤイリガイのいた河川敷には、芝生を敷き詰めたゴルフコースやテニスコート、倉庫や工場などがつくられ、見つけるのは容易ではない。河川敷の葦《あし》などに掃いて捨てるほどいた二十年ほど前とは隔世の感であった。一般のゴルフ場の一日のグリーンフィーが一万円を超える時代の中で、久留米市と近辺の町村が管理する河川敷のゴルフコースは「日本一安いゴルフ場」をキャッチフレーズとしていた。九ホールながらも平日六百円、日曜祭日千円と格安である。毎日二百人以上がプレーし、筑後川中流域の住民に親しまれ、生活に溶け込んでいた。

筑後川の水質は、昭和四十（一九六五）年以降、川面《かわも》に家庭排水の合成洗剤の泡が浮かび上がるようになってから、随分と悪くなってきたように塘には思われた。合成洗剤の規制や使用の制限は行政から何も指摘されず、家庭では使い放題であった。

筑後川流域では、昭和四十八（一九七三）年七月以降、セルカリアは見つからなくなった。昭和五十一（一九七六）年以降は糞便内日本住血吸虫卵の排出者がいなくなる。これらを鑑みて昭和五十二（一九七七）年十一月に「筑後大堰に関する事業実施計画」が認可された。「筑後川流域宮入貝撲滅対策連絡協議会」も設置されて、同協議会は学識経験者の専門委員を塘に委嘱した。

セルカリアが見つからなくなって十年が経過した昭和五十七（一九八二）年、塘は漠然と抱いてきた「合成洗剤にはセルカリアを殺す力があるのではないか」という疑問を研究室で解明してみた。一般家庭で使われる合成洗剤の使用濃度は〇・一四〜〇・二五％である。この濃度の溶液に研究室のミヤイリガイから採集したセルカリアを投じてみると五分以内にすべてが死んだ。さらに、この溶液を百倍に薄めて同様に試しても、セルカリアは二十五時間内にすべて死滅していた。孵化したばかりのミラシジウムにも同様の効果が認められた。治療の進歩で保卵者が減り、虫卵の排泄《はいせつ》が少なくなったこと、溝渠のコンクリート化、殺貝剤の散布の効果もあるだろうが、合成洗剤の排水も日本住血吸虫の激減に寄与したといってよさそうだ。山梨や広島にも度々、出張して現場も歩いた塘の脳裏に釜無川や高屋川にも合成洗剤の泡が浮いていたことが思い浮かび、これはケガの功名だな、と思うのだった。

ミヤイリガイの棲息が佐賀県において、最後に確認されたのは昭和五十七年三月である。佐賀競馬場に近い鳥栖市の江島という地区であった。ここは筑後川の支流に沿う丘陵の地で、昭和四十八年から殺貝剤を散布し、なおも少数ながらミヤイリガイの棲息が認められ、昭和五十三（一九七八）年に埋め立てして整地した。江島では、昭和五十六（一九八一）年十二月から翌年三月まで延べ二百二十七個のミヤイリガイが発見されてから以後、ミヤイリガイの探索を行ったが、見つかってはいない。

福岡県における最後のミヤイリガイの棲息地は、宝満宮のある久留米市宮ノ陣町荒瀬の新宝満川の河川敷であった。昭和五十七年十月に久留米大学と県の研究班とが共同探索で発見したもので、十二月に盛土し、整備した。このときの盛土に不完全な場所があったためか、昭和五十八（一九八三）年の五月に二個のミヤイリガイが発見されたが、これが筑後川における最後のミヤイリガイの棲息となる。偶然にも、この五月に筑後大堰の本体工事が完成した。完成と同時にミヤイリガイは消滅したのである。溝渠のコンクリート化建設も終わった。佐賀県は三〇四キロメートル、福岡県は四二〇キロメートル。昭和六十（一九八五）年四月には筑後大堰が完成し、取水と放流を開始した。ミヤイリガイの再発生はない、との自信がここにあった。

山梨県におけるコンクリート溝渠は、最大の流行地であるだけに、二〇五三キロメートルと他の地に比べて桁違《けたちが》いだ。昭和二十五（一九五〇）年から昭和五十五（一九八〇）年までのコンクリート溝渠の総事業費は八十一億六八四九万一五一一円である。各溝渠の起点の側面には「地方病予防溝渠」と冠して施行年度、長さ、施工者、市町村名が刻まれた金属プレートがはめ込まれている。

ミヤイリガイの棲息範囲は絞られてきた。最盛期には一万二〇〇〇ヘクタールだった棲息地が、韮崎市を中心とする十分の一以下の面積に抑え込まれた。日本住血吸虫症に感染しているミヤイリガイは昭和五十一（一九七六）年、感染している野ネズミは昭和五十八年を最後に発見されていない。しかし、山梨県地方病撲滅対策促進委員会はそれまで通り毎年春、県の職員三万人を動員して、B2などの殺貝剤を散布し

「早くミヤイリガイをなくそう」と動きを堅固にしていった。

ミヤイリガイをなくせば日本住血吸虫症はなくなる——これが医療関係者、行政の日本住血吸虫症に対する認識であった。ここまで考えるのは、唯一《ゆいいつ》の治療薬であるスチブナールの投与が四十日から五十日という長期間を要し、副作用が問題視されたからである。中国、フィリピン、カンボジア、ラオス、インドネシアなど東南アジア諸国でも重要な医療問題となっていた。もっと手軽に使える薬はないか、と治療にあたる医師や研究者は望むが、無理なこととあきらめていた。スチブナール以後、いくつか新しい薬が登場して実用化されたが、副作用などから代替品になり得なかった。

ところが昭和五十四（一九七九）年、一日に二回、経口で二日間連続で服用すれば駆虫、治療効果が得られる革命的な治療薬が現れた。長さ二センチ、重さ〇・九グラムの薄黄色の錠剤の名前は「プラジカンテル」。世界最大の製薬会社であるドイツのバイエル社が研究開発したもので、商品名は「ビルトリシド」である。長年、日本住血吸虫症と同じく決定的な治療薬がなかった肝臓ジストマ（肝吸虫症）、肺ジストマ（肺吸虫症）に対して研究開発されたが、日本住血吸虫症にも、ビルハルツ、マンソンといった他の住血吸虫症についても有効だった。極端な話、日本住血吸虫症、肝臓ジストマを同時に持っている患者が服用すれば、同時に治癒できるのだ。

体重を測って必要な量を服用するが、目安は二〇～二六キロの患者は四分の三錠、二七～三三キロの患者であれば一錠、五七～六三キロであれば二錠、七一～七八キロは二と二分の一錠、となっている。プラジカンテルには三つの割線が入っており、〇・二二五グラム四個の錠剤に分けることができ、服用に便利である。体重によって決める服用なので大人も子どもも関係ないが、重症者であれば服用量を増やす。プラジカンテルの長所はまだある。服用し、虫が死ぬことによってアレルギー反応が起り、軽い悪心《おしん》や目眩《めまい》、食欲不振があっても、スチブナールのような重い副作用がまったくない。常温で製造から六十カ月（五年間）の長期保存が可能で、集団治療を行うにもさほどの重量にならない。日本はじめ各国の研究者は、経口でしかも副作用がない完璧《かんぺき》な治療薬、奇跡の薬だ、と絶賛した。WHOはプラジカンテルを世界の住血吸虫症の流行地で広く使用を推奨し、かつ義務づけるエッセンシャル・ドラッグ（必要必需薬品）に認定し、採用する国が増えた。

日本ではしばしば患者が発生する肺ジストマ、肝臓ジストマには用いるが、日本住血吸虫症に対しての対策過程では、まったくといっていいほど用いられなかった。輸入、あるいは国内で生産された新しい薬の使用に当たっては、厚生省が認可してからでないと実用化はできないが、もはやプラジカンテルを用いるべき患者が日本の流行地にはいないからでもあった。

しかし昭和六十（一九八五）年に、小規模ながらも新たな流行地が確認された。ところは、千葉県の君津市と木更津市を流れ、東京湾に注ぐ小櫃《おびつ》川という長さ八八キロの川である。木更津市に在住する農夫がたまたま入院したときの検査で、日本住血吸虫症の卵が体内から見つかった。木更津から外に出た経験がない、とのことで東京大学と千葉大学が調査をした結果、小櫃川流域にわずかだが、ミヤイリガイの棲息が認められた。利根川からも離れたこんな所になぜ、と関係者は考えたが、理由はわからない。周辺住民の皮内反応を検査をすると、十人余が陽性を示すも、各患者の感染は三十、四十年も前のことで、体調には全く支障を来《きた》していない。プラジカンテルを投薬する必要もなく、殺貝剤を撒いて対策を終えた。

日本と各国との国際協力も活発化してきた。必然、医学における国際協力もごく自然となり、東南アジア諸国や中国、さらにはアフリカ、南米といった国々での住血吸虫対策に日本は、研究と治療のパイオニアとして手を差し伸べる。国立感染症研究所、東京大学医科学研究所、山梨県衛生公害研究所（現・山梨県衛生環境研究所）、筑波大学、獨協医科大学（栃木県下都賀郡）、杏林《きょうりん》大学（東京都三鷹市）、埼玉医科大学、横浜市立大学、名古屋市立大学、産業医科大学（福岡県北九州市）、長崎大学などの研究グループが対策に取り組んでいる。

国々によって流行の度合いは異なるが、有病地の面積は広大で、中間宿主となる貝は掃いて捨てるほど多い。患者が桁違いに多いために、プラジカンテルをその国の経済力では大量に購入できない。溝渠のコンクリート化はまず不可能である。道路さえ舗装されていない環境の中で、莫大《ばくだい》な資金を投じる余裕などない。それに、日本住血吸虫症といっても、中国の中間宿主が日本のミヤイリガイとまったく同じではないように、各国で微妙に異なっている。貝の生態や分布の基礎研究も進行中なのである。

メコン川流域に見られる住血吸虫症は、日本住血吸虫症とほぼ同じ症状を呈するが、中間宿主はミヤイリガイよりもさらに小さく、長さは一、二ミリ、白地の表面に黒い斑点《はんてん》が縦に四本入った巻き貝とわかり「メコン住血吸虫」と分類された。研究が進めば、新種が続々と報告される可能性もある。

住民らは「昔からある病気をなくすことはできないし、貝もなくなるはずはない」と、あきらめムードも強い。かつての日本は、あきらめの中でも、必死に対策を講じてきた。殺貝剤がなかったときは、箸《はし》と茶碗《ちゃわん》でミヤイリガイをひとつひとつ集めたこともあった。

外国の流行地では、プラジカンテルによる治療に力点が置かれることになる。

中国では、毛沢東が詩を詠《よ》み、年々に強化されていった血吸虫病対策は、一九六六（昭和四十一）年から十一年続いた文化大革命によって頓挫《とんざ》せざるを得なかったが、以後は殺貝に力を入れ、一九八五（昭和六十）年には上海自治区、広東省、福建省、広西壮族自治区で根絶が発表された。一九八八（昭和六十三）年には、中国全土で釘螺《ディンルオ》の棲息と患者の調査が行われる。釘螺の棲息面積は三四四六平方キロメートル、感染者は九十五万人と推定された。一九五五（昭和三十）年から対策を開始した当時の棲息面積は一万四八〇〇平方キロメートル、感染者数千二百万人に比べれば、それぞれ七六％、九二％の減少であるが、中国の人口は十二億人と倍加しており、大変な減少だ。上海でプラジカンテルが製造されて治療に大役を果たしているが、しばしば揚子江が氾濫するために釘螺の棲息が広がり、感染者が増えることはあっても減ることはない、と推測されている。

個人的に住血吸虫対策を海外で行っている医師がいる。市立甲府病院の神経内科長の林正高だ。

林は日本住血吸虫症とは無縁な長野県諏訪市に生まれ、昭和三十七（一九六二）年に信州大学医学部を卒業した。卒業から二年、東京医科歯科大学と市立甲府病院を往復する研修生活を送っていたとき、市立甲府病院で初めて日本住血吸虫症の患者と出会う。その患者は水腫脹満ではなく、意識の混濁とてんかんの症状を表す脳症型の患者であった。一体、どのようにして治療するのか、と思ったが、スチブナールの投与で治癒することを知り、興奮した。それから、日本住血吸虫症の歴史を繙《ひもと》いて自分なりに勉強して、先人の偉大さに感激する。しかも「地方病」とよばれる山梨の日本住血吸虫症対策が現在も継続中であると知った。林は、自分もその中に入り、微力を尽くしたいと考え、山梨での永住を決意したのである。神経内科という分野柄、林はその道の先輩の有泉信を訪ねて指導を仰ぐ。それから約十年、多くの患者を診察して、さまざまなケースを学会に発表し、日米医学協力会からも注目を浴びた。

転機が訪れたのは昭和四十九（一九七四）年の九月だった。日米医学協力会よりフィリピン・レイテ島で日本住血吸虫症の脳症型患者の実態調査を依頼される。以後、ＪＩＣＡ《ジャイカ》（国際協力事業団）の依頼も受け、毎年、フィリピンで調査を行う。

レイテ島の状況は、文献で知る山梨県の明治末期か大正初期ぐらいに相当すると林には思われた。成長が止まった患者や腹が突き出ている患者も多数いた。水田に入ると住血吸虫症になるが入らねば飢えるだけ、という貧しさが悪循環を引き起こしているのを肌身で感じ、かつての山梨の姿をそこに重ね、山梨で地方病対策に手腕を振るったベテランの医療関係者にフィリピンでの活動に参加してもらった。

この昭和四十九年は、残置諜者《ちょうしゃ》の使命を帯びてフィリピンのルバング島に残っていた小野田寛郎元陸軍少尉《しょうい》が帰国し、世間を驚かせた年である。フィリピンは日本住血吸虫症の大流行地であるのに、健康体で帰国した小野田元少尉をテレビや新聞で見た日本住血吸虫症対策の関係者は「一体、なぜ」と首を傾《かし》げたが、疑問はすぐ解けた。

大小多くの島より成り立つフィリピンは確かに日本住血吸虫症の大流行地であるが、雨季と乾季が明瞭《めいりょう》にある島は流行地ではないのである。ミヤイリガイ、セルカリアなどは水が命であって、乾季のもとでは生きてゆけないのだ。ルバング島に雨季と乾季があったために、小野田元少尉は日本に戻れたとも言える。彼は「夜陰に乗じて川を跋渉《ばっしょう》した」と述べており、もし、日本住血吸虫症があったら間違いなく感染し、帰国できなかっただろう。

さて、プラジカンテルが登場し、フィリピンでの対策は進むかと思いきや、なかなか簡単にはいかない。日本からの金銭や薬品の援助が行われても、フェルディナンド・マルコス政権下の腐敗した官僚や政治家にこれらが渡ってしまう。林はＪＩＣＡからの派遣期間を終えても、休暇を利用して日本からの援助を届けるためにフィリピンに行き、直接、患者にプラジカンテルを投与した。有効な薬であるプラジカンテルは、一人分が日本円にして約七百円である。フィリピンの物価を考えると、日本円の約五千円に相当する。農民には、年収にすら相当し、とても手が出ない。栄養状態の悪いフィリピンでは、薬が飲めないばかりに死んでゆく患者の数も多い。林は何とかならないか、と思案した結果、『七百円募金』の活動を始める。

この活動に真っ先に参加したのが、作家の大岡昇平であった。大岡は自らの従軍体験を根底にして、昭和四十六（一九七一）年に戦争記録文学の『レイテ戦記』を構想から二十年を費やして上梓《じょうし》し、ベストセラーとなった。林は『レイテ戦記』を何度か通読した。フィリピン滞在中にも熟読し、日本兵の魂を南の島に重ねて想像もしてみたが、ここには日本兵が日本住血吸虫症に苦しんでいた事実が抜けているのが気になった。ある集まりで林は甲府市で開業している古守豊甫《こもりとよすけ》という医師に、何げなくこの点を話すと古守は、井伏鱒二《いぶせますじ》先生に連絡を取ろう、と言った。古守は戦時中、山梨に疎開《そかい》していた井伏の掛かり付けの医師であり、少し前まで交際があった。古守から話を聞いた井伏は大岡に連絡を取り、昭和六十二（一九八七）年の夏、林は上京時に大岡を訪ね、その後、大岡も市立甲府病院を訪ねた。

林はレイテ島ではアメリカ、オーストラリア、さらに日本の各兵隊に日本住血吸虫症の患者があったことを伝え、また、自分がフィリピンで見聞きした話を伝えた。大岡は甲府訪問の過程と林の指摘を月刊『中央公論』の昭和六十三（一九八八）年一月号に「日本住血吸虫―『レイテ戦記』補遺Ⅱ」と題して寄稿し、その原稿料を全額、林に寄付した。これが『七百円募金』の本格的なスタートとなる。

日本住血吸虫症に苦しみ、何とか克服した山梨県がいま、フィリピンに手を差し伸べ、七百円募金を開始したことをＮＨＫの甲府放送局が全国に報道したところ、歳末助け合い運動の時期でもあって、林の許《もと》に寄付の問い合わせが殺到した。そこで林は長期的にこの活動を行うことを決め、地元を中心に多くの賛同者も得て『地方病に挑む会』を発足させた。七百円募金のポスターやチラシには「フィリピンの日本住血吸虫症の撲滅を」とは書かれない。「フィリピンの地方病撲滅を」である。フィリピンの地方病は感染率が二六％という高い数字で、腹水をためた重篤《じゅうとく》な患者も多い。これを〇％に抑えるまで、林は七百円募金の活動を継続する覚悟であった。

3

昭和から平成の世になると、山梨、広島、佐賀、福岡において、日本住血吸虫症のかつての惨状を知る人々は少なくなってきた。四十代半ばで辛うじて、という程度である。青少年に至っては、地元紙に経過が掲載されても、何について書かれているのかわからない、との反応が専《もっぱ》らである。水田に入れば成長が止まってしまう恐れのある病気があったことなど、想像しろというのが無理なのだ。

平成元（一九八九）年四月から十一月にかけて、佐賀県、福岡県ではミヤイリガイの大規模な棲息《せいそく》調査を行う。久留米大学、両県の職員、地元住民が一体となって行われた調査は、調査箇所五十三カ所の三ヘクタール（三万平方メートル）、調査時間は二千四百二十九時間にわたった。結果、ひとつのミヤイリガイも見つからなかった。

佐賀県、福岡県は厚生省の「日本住血吸虫症の無病地は八年間以上、ミヤイリガイがいないこと」との基準を満たすことになった。

翌、平成二（一九九〇）年三月三十日は両県にとって記念碑的な日となる。

筑後川流域宮入貝撲滅対策連絡協議会の主催で午前は久留米市のリサーチセンタービルで、午後からは鳥栖市中央公民館で「日本住血吸虫症安全宣言」の記念式典が開催され、

「今後とも本病に対する監視体制を継続することとし、ここに筑後川流域における日本住血吸虫症の安全を宣言する」

と結ぶ「安全宣言」の声明がなされた。久留米での安全宣言は関係者百人ほどで行われたが、佐賀では一般市民の参加もあり、館内は五百人と満員だった。明治二十一

（一八八八）年に「佐賀県之奇病」と報告されてから、実に百二年。以下の安全宣言を佐賀県知事が読み上げた。

「本日、筑後川流域宮入貝撲滅対策連絡協議会において、筑後川流域における日本住血吸虫症の安全宣言がなされたことを受け、ここに本県における日本住血吸虫症の安全を宣言いたします」

福岡県では同年九月、十月に第四十五回国民体育大会『とびうめ国体』が開催される。久留米市では筑後大堰の上流がカヌー競技の会場となっていた。安全のお墨付きが与えられたのである。

塘は「筑後大堰建設がなければミヤイリガイは撲滅できなかっただろう」と感じた。

広島県では、佐賀、福岡のように式典は開催しなかったが、平成三（一九九一）年三月に広島県環境保健部が『日本住血吸虫病流行終息報告書』と題する冊子をまとめ、関係者に配布した。ここには『片山記』から始まる沿革、これまでの試行錯誤がつづられていた。

残るは山梨県だけとなった。

厚生省寄生虫研究部は平成六（一九九四）年には、

「国際化に伴い、海外旅行者がマラリアなど外国からの急性寄生虫病に罹患《りかん》して帰国することが今後あっても、国内では日本住血吸虫症、フィラリア、肺ジストマ、肝臓ジストマといった寄生虫病は感染源が根絶されたか、ほとんどゼロに近い状態であり、かつてのように広く濃厚に流行することは考えられない。マラリアも含めたこれらの疾病《しっぺい》には有効な治療薬があり、治療法が確立されていることから、患者が発生しても危険な状態にはならない」

という趣旨を発表、昭和六（一九三一）年に定められた寄生虫病予防法を撤廃した。従って、自動的に日本住血吸虫症の無病地を示す基準がなくなった。

戦中、戦後は国民の半数以上が何らかの寄生虫病にむしばまれ、結核と共に国民病とさえよばれていたが、すさまじい勢いで経済力を向上させ先進国の仲間入りをした日本は衛生的にも格段に向上してきた。シラミやダニ、蠅《はえ》や蚊、多くの寄生虫病を媒介する野ネズミが激減し、種々の寄生虫病は一応は過去のものとなった。

南九州から沖縄にかけては、蚊によって媒介し、天然痘、マラリアと共に世界三大風土病のひとつであるフィラリアの、世界でも稀《まれ》にみる大流行地だったが、昭和六十三（一九八八）年に日本から完全に根絶された。日本は世界で唯一、フィラリア根絶をなし得た国となり、大流行地であったはずの沖縄は長寿の地として、観光立県として内外に名を馳《は》す。

サワガニやモクズガニ、淡水魚の生食が原因となる、肺ジストマ、肝臓ジストマにも、長い間決定的な有効治療薬がなかったが、プラジカンテルの登場で解決した。有機農法による野菜に回虫の卵があることを知らず、よく洗わずに食べ、熱帯地方への海外旅行で現地の珍しい食事をすることなどで、種々の寄生虫病こそ増えてはいるが、それらに流行という言葉を当てるのは大袈裟である。流行とは、風土病として多くの人の肉体をむしばみ、精神を苦しめるものを指すのだ。

こうした事情を考えて、地方病の安全宣言をもう出してもいいのではないか、との声が県の諮問機関である山梨県地方病撲滅対策促進委員会で強くなった。患者は昭和五十四（一九七九）年を最後に出ておらず、毎年、春と秋に行う野ネズミの捕獲検査で住血吸虫症に感染していたものは昭和五十八（一九八三）年が最後だった。患者の基準はかつての厚生省の規準に準じてはいるが、ミヤイリガイはまだ、甲府盆地の韮崎市、北巨摩郡双葉町（甲斐市）、中巨摩郡の竜王町（甲斐市）、昭和町、敷島町（甲斐市）、八田村（南アルプス市）、白根町（南アルプス市）、若草町（南アルプス市）、南巨摩郡中富町（身延町）の九市町村の一三〇〇ヘクタールに点在的ながらも棲息しているのである。千葉の小櫃川の一部にも棲息がある。

「これまで地方病対策はミヤイリガイを絶つことだった。そのために、毎年二千万円の予算を計上し、住民は春と秋に殺貝剤《さつばいざい》を大量に散布した。ミヤイリガイがいるのに安全宣言を出すのは矛盾する」

「殺貝作業をやめれば、ミヤイリガイの数は年々増えていくのではないか」

「感染ミヤイリガイがいないのは確かだが、海外の流行地から労働者が来日する最近、ミヤイリガイにミラシジウムが入らないとはいえない。極端な話、彼らの中に一人でも感染者がいて、野糞《のぐそ》をすれば何十人、何百人と患者が発生し、流行が再発する」

と利根川の二の舞いを恐れる声が住民、一部の医療関係者には強いものの、

「感染源がないのだから、安全宣言は出すべきだ。しかし、監視は続け、最低十年間は住民検診を行う必要はある」

「殺貝事業は地方病の流行を抑制することが本来の目的であった。流行が終息した今、これまで通りの大掛かりな事業の継続は必要ないと思えるし、労力と税金の無駄遣いになるのではないか」

「これまではミヤイリガイを殺せ、それが地方病をなくす唯一の道、としてきた。というのも、スチブナールでは治療薬として不十分だからだ。プラジカンテルがあれば何も問題はない」

「県内は年々、都市化が進んでいる。竜王町や白根町は甲府市のベッドタウンとして

著しい発展ぶりだ。このまま開発の波がすすめば、ミヤイリガイは棲めなくなる」

「ミヤイリガイはもう、わずかしかいない。地方病については、今後は治療のみを考えるべきだろう。開発途上国のマラリアを参考にすればいい。マラリア対策は、患者の治療に力点が置かれ、罹《かか》ったら薬を飲むことが主流と聞く。いくら環境を整備して蚊の発生を抑えても、蚊を根絶することは絶対にできないからだ」

といった、安全宣言を推進する医療関係者も多かった。山梨県内では議論が続いた。

こんな意見もあった。環境問題が広く問われる世の中で、ミヤイリガイを殺せ、と殺貝剤を撒いた結果はどうだったか、と。小川という小川、水田の中を走る小さな流れもコンクリート化したことで、春の風物詩のメダカもいなければ、オタマジャクシも見られない。子どもがこれらを追いかける水遊びの光景は他県では普通の光景でも、山梨や広島、佐賀、福岡のかつての日本住血吸虫症の流行地にはないのである。

ミヤイリガイは澄んだ、きれいな水がある場所に棲息することが研究からわかっている。生活排水や下水道の汚水が流れている所では、とても棲めない。ミヤイリガイの棲息は自然が豊かな証拠なのだ、ととらえることもできる。自然保護及び環境保全が時代のキーワードとなった中、甲府盆地と千葉の小櫃川のみにミヤイリガイの棲息が限定されることから、天然記念物に指定される可能性もあるのだ。

かつてはミヤイリガイとホタルの棲息地はほぼ一致していた。もちろん、殺貝剤の散布後には、ホタルも姿を消している。

「殺貝剤の散布はミヤイリガイを減らす寄与はしたものの、広大なる自然破壊ではなかったのか。日本住血吸虫症という病気自体はなくなったのだから、ミヤイリガイにはもう責任はないのではないか」

との見方もある。

結果論として考えれば、甲府盆地の住民が生きていく上で、克服するべき課題のひとつに日本住血吸虫症が含まれていたことになる。ミヤイリガイそのものが悪いのではなく、日本住血吸虫症という病気が悪かった、という考えに改めて、ミヤイリガイと共に棲み分けをして地方病の再発がないよう監視する発想の転換をしなければならない、と提唱する人も出ている。

積極派、消極派に分かれてはいるものの、彼らの念頭にあるものはひとつである。全国で三分の二の流行面積を占めた地方病をよくぞ、ここまで抑え込んだものだ、との感慨である。

『水腫脹満　茶碗のかけら』

『中の割に嫁に行くには　買ってやるぞや　経帷子《きょうかたびら》に棺桶《かんおけ》』

『竜地　団子に嫁に行くには　棺桶を背負って行け』

などの口碑はもう人々の口からは出ない。地名は健在だが、地方病とは何かをまったく知らない世代には、「何だ、それ」と怪訝《けげん》顔をされる。万一の再発生がない限りは、今後、地方病の歴史は忘れ去られるのみである。

寄生虫学に携わる関係者は、山梨には未《いま》だにミヤイリガイが棲息するが、いずれにせよ、わが国は日本住血吸虫症の流行を駆逐した世界で唯一の国だと胸を張る。しかも、プラジカンテルが登場する前に殺貝事業でそれをなし得た、と強い誇りを抱く。

山梨県地方病撲滅対策促進委員会の専門部会は平成七（一九九五）年十一月十五日、「山梨県における地方病の流行は終息しており、安全と考えられる」などとまとめた中間報告書を同委員会に提出し、了承された。「今後は地方病対策を継続する必要はないと考えられる」と、今年度での殺貝対策の終了を示唆した上で、住民の不安を解消するため、殺貝対策の終了後は五年間をめどに監視事業は継続するとした。ミヤイリガイの棲息調査、採集したミヤイリガイを研究室で飼育してマウスをひたして感染の有無を調べる浸漬《しんせき》法調査、住民健診などである。

中間報告書は翌日の十六日に山梨県知事の天野建に提出された。県は月末の二十七日からミヤイリガイが棲息する九市町村にネズミ捕獲器を四千個設置し、最終的な野ネズミの感染調査を行うとした。問題がなければ、同委員会は今年度中に「地方病の流行は終息しており、安全である」と「安全」を強調した答申を行う方針となった。

野ネズミに感染例はなく、山梨県地方病撲滅対策促進委員会は平成八(一九九六)年の二月十三日に山梨県知事に「山梨県における地方病の流行は終息し、安全である」という旨の答申を行った。

これを受けて山梨県知事は、一週間後の二月十九日に「終息宣言」を発した。

『先般、地方病撲滅対策促進委員会から「本県における地方病は、現時点では既に流行は終息しており安全と考えられる。」との答申をいただいたことを受け、ここに本県における地方病(日本住血吸虫病)の流行が終息したことを宣言いたします。』

終息宣言であり、安全宣言としなかったのは、山梨県内にミヤイリガイが棲息し、中国や東南アジア諸国にはまだ日本住血吸虫症の流行地がある、という二点を考慮したためである。前年の中間報告書に盛り込まれた監視事業は継続するが、殺貝剤の散布は終了することになった。歴史的な節目を刻んだのは疑いなかった。

山梨県は、男子、女子の子ども二人が笑顔で川に両足をつけて川遊びをしている絵に『もう大丈夫! 地方病流行に終止符』と縦書きの大文字で浮かび上がらせたポスターを作り、公共施設に配布した。『もう大丈夫!』は赤字ゴシックで目立つ作りだった。これらのキャッチコピーの横には一文が添えられた。

『明治14年から、１１５年という長い年月に渡る地方病（日本住血吸虫病）との戦いに、平成8年2月「流行は終息しており安全と考える」とする「地方病流行終息宣言」が出されました。』

　明治14年から、とは明治十四（一八八一）年八月、春日居村が県令の藤村紫朗宛てに『御指揮願』を提出したことを意味する。地方病の歴史が顧みられるとき、『御指揮願』は必ず紹介される著名な史実として「『御指揮願』は山梨県が地方病対策に着手する契機となった」と評価されてきた。

　終息宣言の発表に対し、メディアは「百年戦争に終止符」「百年の戦いに区切り」といった表現を用いた。『御指揮願』を踏まえたものだった。

『御指揮願』の史実が山梨県民にも周知されてきた一方、県令の藤村に対しては『御指揮願』に先駆けるかたちで、他の村から嘆願書が提出されていた史実もある。

　その史実は、平成六（一九九四）年と平成七（一九九五）年の山梨県衛生公害研究所（現・山梨県衛生環境研究所）の年報で知られるところとなった。執筆者は同研究所で地方病対策に長年携わる薬袋《みない》勝、梶原徳昭らである。

『御指揮願』を提出した春日居村の戸長らは知る由もなかったか、他の村が嘆願書を出したと知って『御指揮願』を提出したのか、はわからないが、「山梨県令　藤村紫朗殿」宛てで、水腫脹満に関連する嘆願書は『御指揮願』の前に四度、出されていた。三つは藤村が県令に就任した翌年の明治七（一八七四）年である。

ポスターの「明治14年から、115年という長い年月に渡る……」は「明治7年から、122年という長い年月に渡る……」と置き換えても問題はなかろう。

明治七（一八七四）年八月十五日付け、巨摩郡第二十三区下高砂村（南アルプス市下高砂）は、能蔵池の湧き水の水質検査を願い出た。下高砂村は甲府盆地の西部、釜無川の右岸に位置する。水腫脹満の表記は見られないが、健康被害の理由に能蔵池の湧き水に問題があると訴えたのは、

『嫁には嫌よ　野牛島は　能蔵池の葦水飲む辛さよ』
『故郷でも嫌だ　野牛島の能蔵池　葦水飲む辛さよ』

といった口碑が知られていたから、と推測される。要約は以下のようになる。

「村は男一四〇人、女一七六人で、飲用水は釜無川から引き入れた灌漑用水と野牛島村の能蔵池の湧き水を混ぜたものです。昔から他の村に比べて男は身体が小さく、夭折する者が多く、六十歳以上の者も少ない有様です。男が少ないのは能蔵池の水に原因があるのでは、と思われます。昔から釜無川の水のみを常用したいと願ってきまし

たが、他村との兼ね合いもあり、できません。能蔵池の水の水質検査をお願い申し上げます。水質が有害でしたら、釜無川の水のみを利用するよう御指導下さい」

巨摩郡第二十八区宮沢村（南アルプス市宮沢）は同年八月二十四日付けで、水腫脹満の窮状を訴えた。宮沢村は甲府盆地の西南部の低地に位置する。要約を記す。

「当村は水田の水を飲用水とせざるを得ません。井戸を掘っても水はなく、飲用水に恵まれておりません。隣村に比べて水腫脹満の類の者は多く、現在四十戸余で八、九人が病人です。村内には同様と思しき者が相当数おり、戸籍帳を調べますと、六十歳以上の者はおりません。飲用水が悪く、長生きもできない村だ、と言われ、他村からの縁談もまとまりません。格別のご指導をお願い申し上げます」

同年八月に県から「具体的な調査報告を出すように」と通達を受けた宮沢村は、同年十一月三十日付けで移住願いを出した。

「十年間の戸籍を調べましたところ、四十九戸で三十四、五人が亡くなっております。合併によって一村場所替えの移住をお願いしたい、と一同は申し出ております」

能蔵池の水質検査を申し出た下高砂村の訴えに、県がどのように対処したか、の詳細はわからない。宮沢村の移住願いは差し戻された。山梨県令之印が押された通達は、移住見込み地域の詳細、地主などの詳細を記した図を再提出せよ、であった。

明治十（一八七七）年十二月の日付は不明だが、宮沢村は度重なる水害への対処によって通達が命じた図などの提出ができなかったことへの許しを乞うた上で、窮状を、移住を、改めて訴える『御願書』を提出した。ここでは、次のように訴えた。

「宮沢村は地域の中でも類がないほど低地にあり、周囲十八の村の悪水が集合し、降雨の際には富士川の増水が洪水となり、一瞬に田圃は無論、家屋の床上まで浸水します。平常の飲用水は鉄気のある濁った田の水を用いるしかなく、村内には水腫脹満の者が多く、村一同、村民が永続して住める移住を願っております」

同年十二月十三日付けの山梨県令之印が押された通達は「書面に記された移住地の地主に支障がないのであれば、一同の連署、または約定書を添えてもう一度、願い出るように」と書かれた内容のもので、移住の願いは再び、差し戻された。結果的に宮沢村の移住は明治三十一（一八九八）年から隣接地内に移住が始まり、明治四十二（一九〇九）年に完了した。最初の訴えから三十五年が経過していた。その間も水腫脹満に苦しめられたのは否応なしに想像させられる。

地方病対策はミヤイリガイの殺貝、ミヤイリガイの棲息をなくすためのコンクリート溝渠化、水田から果樹園への転作、患者の治療などが有機的に機能したが、『御指揮願』の前に出された嘆願書を読むと、戦後日本で公衆衛生が確立され、健康を支えた意義が理解できる。

飲用水はじめ生活に用いる水は、上水道によって安全が確保された。人糞は汲み取り式トイレや下水道に直結した水洗式トイレで処理され、人糞を直接、田畑の肥やしに用いることはなくなり、日本住血吸虫症の卵が撒かれる機会を絶った。人糞を肥やしに用いざるを得なかった時代は、日本住血吸虫の卵をばら撒いていたわけである。人糞で汚染された水も生活で多用するしかなく、健康を損なうのも当然だった。

上下水道を筆頭とした公衆衛生のインフラ整備も地方病対策に寄与した、要諦だった、と言っていい。山梨に限らず、広島、佐賀、福岡にも共通する視座だ。日本住血吸虫はじめ各種の住血吸虫対策に取り組む海外の国にとっても、安全な水の確保、人糞の適切な処理は課題とわかる。

市立甲府病院の林の七百円募金の募金額の総額は、平成九（一九九七）年の十二月末までで八千二百五十万円余に達した。バイエル社を通じて購入していたプラジカンテルも、WHOの協力で購入できるようになった。WHOを通せば免税で買える。五十四万人分のプラジカンテルがフィリピンでは服用され、多くの生命が救われ、腹を大きく腫《は》らした重篤な患者はまず見られなくなった。活動当初のフィリピンの感染率は二六％だったが、平成九年末には一・四％と驚異的な減少に抑えられたのである。

日本住血吸虫症は太古から地球上に存在しえたと思われるが、現在、歴史的に正確に確かめられるのは中国で発見された二つの遺体である。

ひとつは昭和四十八（一九七三）年、湖南省の長沙で発見されたおよそ二千二百年前の馬王堆の古墳から発掘された女性のミイラだ。豪族の婦人らしきこのミイラは死亡時は五十歳前後と推定され、遺体を執刀した結果、肝臓と腸の組織に多数の日本住血吸虫症の卵があった。この遺体の保存状態はよく、三重の漆の棺桶に入れられ、地下三〇メートルに安置されていた。地下水や木炭などに囲まれて適度な湿気に守られて、発掘当時は皮膚に弾力があった。

このミイラの発見から三年後、今度は湖北省江陵の鳳凰山から、紀元前一六七年五月に安置された当時の五大夫（日本でいえば県知事に相当する）の六十歳前後と推定される男性のミイラが見つかった。保存は完璧であり、筋肉に弾力もあり、三十二本の歯はすべて揃《そろ》っていた（大人の歯といわれる永久歯は上下十四本ずつの二十八本あるが、親知らずが上下左右に四本全《すべ》てあれば三十二本となる）。この遺体の肝臓と腸にも日本住血吸虫の卵があった。

桂田富士郎、藤浪鑑、宮入慶之助ら多くの先達によって、謎《なぞ》に包まれていた奇病は、日本住血吸虫症と名付けられて正体が明らかにされた。官民一体の力で殺貝と治療の基礎がつくられ、社会生活と経済力の向上の恩恵も受けて、百年余りで日本は完全に駆逐したといってよい成果を得て、世界で初めて住血吸虫症の苦しみから解放された国となったのである。

なぜ、ミヤイリガイが甲府盆地はじめ日本国内の限られた地域にしか見られないのか、という疑問は、今も医学、生物学をはじめ多くの学者たちを悩ませている。生物学、遺伝学、地質学、気象学、地理学などあらゆる観点からの研究が今も行われているが、長さ一センチに満たぬちっぽけな褐色の巻き貝に秘められた〝大きな謎〟については、結局のところ、

「日本住血吸虫症の流行があったからミヤイリガイが発見され、ミヤイリガイがいたから日本住血吸虫症の流行があった。ミヤイリガイ自身は、豊かな自然に恵まれた場所に居を選んだのだろう」

と結論するしかないらしい。

あとがき

日本住血吸虫症という寄生虫病を知ったのは、私が薬科大生のときである。マラリア、アニサキス、赤痢アメーバなどの名前がつけられている寄生虫の中で「日本」とつけられていることが奇異に思えた。住血吸虫という名にはいかめしさを感じたが、そのときは不思議に思うだけで、どんな病気なのか、は調べなかった。

個人的なことだが、私は平成六（一九九四）年に、日本が世界で初めてフィラリアを克服した過程を描いた『フィラリア――難病根絶に賭《か》けた人間の記録』（ＴＢＳブリタニカ）という本を上梓《じょうし》した。日本熱帯医学会はじめ寄生虫関連の学会に出席するようになってみると、学会では毎回、世界各国の日本住血吸虫症の深刻な現状が報告されるのが否応《いやおう》なく耳に入ってきた。そのたびに「日本は日本住血吸虫症を克服した唯一《ゆいいつ》の国であり、そのパイオニアとして各国に技術援助をしなくてはならない」と先生方が熱く主張する。自分自身の中で、日本住血吸虫症への関心が大きくなっていった。

日本住血吸虫症について、具体的に論文や資料を集めて読み出したのは、平成八（一九九六）年の一月からである。日本住血吸虫症の病理、症状には驚嘆した。「こんな病気があったとは……」というのが最初の感想であった。そして、この病気にかかわってきた多くの先人たちに感動と敬意を抱いた。水田での農作業が主な感染経路となっていることが判明したとき、命懸けの農作業を続けた農家の方々の心中はいかばかりだったか、箸《はし》と碗《わん》でミヤイリガイを拾い集めたときの胸中は、と慮《おもんぱか》った。資料を読みながら、泣いたことも一度や二度ではない。日本人の真摯《しんし》さ、勤勉さ、優しさ。日本人であることの誇りを、世界に誇るべき日本住血吸虫症の克服史が自覚させてくれた。

寄生虫学の分野では、優れた業績をあげた医学者に「桂田賞」が授与される。日本住血吸虫症の発見、という世紀の大業績をあげられた桂田富士郎先生を永久に顕彰し、寄生虫学では最も栄誉ある賞のひとつといわれる。昭和二十三（一九四八）年から平成の今日まで続く同賞に、桂田先生の志が受け継がれている。

一カ月間、文献、資料を熟読してから、山梨、広島、福岡、佐賀の各地をまわった。開発が進み、風景からは地方病や片山病、ジストマとよばれていた日本住血吸虫症が猛威をふるった往時の姿は窺《うかが》えない。もはや医療関係者やある程度の年配の方以外には、日本住血吸虫症については知られていなかった。それが克服した証左なのだろうが、そのときは「あんなに恐ろしい病気が風化していたとは……」と正直、驚き、残念でもあった。山梨において、かつて大流行地だった町でお目にかかった七十歳過ぎの方は「本当に恐ろしい病気だった」と、感慨深く振り返りながらこう結んだ。

「ひとつの病気をなくすことは大変なこと。それが今、ここに住んでいる多くの人は、平穏に暮らせるのがあったりまえと思っている。何にも知っちゃあ、いないんだから……」

風化してゆく「日本住血吸虫症の恐ろしさ」と「多くの先人の努力」。これらを伝え残したい、というのが本書の執筆の強い原点となった。

さて、平成十（一九九八）年五月のバーミンガム・サミット（主要国首脳会議）で、橋本龍太郎首相は、世界規模で寄生虫対策を本格的に実施する必要性を唱えた『21世紀に向けての国際寄生虫戦略』と題する報告書を各国首脳に提示した。これは、前年のデンバー・サミットで、首相が寄生虫による疾病《しっぺい》の重要性を指摘し、対策への構想が具体化したもので「ハシモト・イニシアチブ」とよばれる。デンバー・サミット後、橋本首相の指示を受けた厚生省は国際寄生虫対策検討会（委員長・辻守康杏林大学医学部教授）を組織し、平成十年四月までに『21世紀に向けての国際寄生虫戦略』をまとめた。アジア、アフリカの二カ所に日本が研究センターを設立し、研究対策、国際協力を推し進める方針で、日本は向こう十年間は寄生虫対策に取り組むことになった。

WHO（世界保健機関）は世界で寄生虫疾患による患者は、開発途上国を中心に三十五億人が常在すると考える。多くの寄生虫病があるが、世界最大の風土病であるマラリアと共に深刻視されるのは日本住血吸虫症をはじめとした住血吸虫症である。WHO熱帯病対策局の一九九七年度の報告によれば、住血吸虫症の流行国は七十四カ国、感染危険のあるのは約六億人で、現在の感染者は二億人、病状が進んでいるのは一億二千万人（うち二千万人は重篤者《じゅうとく》）、年間死亡者は約二万人であるという。

過去五十年間、日本や欧米の研究者により、アジア、南米、北アフリカ、中近東などで行われた対策によって、住血吸虫症の流行は一部で低下はした。しかし、開発途上国では海外援助による農業・水資源開発が新たな流行地を発生させてもいる。ダムなどの人工湖、養殖場、農業用灌漑《かんがい》用水路で中間宿主の貝が爆発的に増加したためだ。

今後は、農業開発、水資源開発のプロジェクトには、住血吸虫対策も盛り込まれることになるようだが、遊牧民、季節労働者、紛争による難民の移動も住血吸虫の新たな流行地の拡大の要因と指摘され、殺貝《さつばい》対策と共に患者の治療にも世界が取り組まねばならない。寄生虫疾患は開発途上国の貧困の源だ。社会生活の不安定、経済発展の阻害要因にもなっている。

日本が世界の寄生虫対策の舵《かじ》取りをするのは戦後、日本が経済的、社会的困難を克服しながら、国民病とまで言われた数々の寄生虫病を制圧してきた経験を持つからである。世界に冠たる衛生大国となったのは、何よりも寄生虫病を克服したのが大きい。

寄生虫病の流行は、経済発展の足かせになっているわけだが、逆に、世界の人口をコントロールしている、間引きしている、との意見もある。百五十万〜二百七十万人の年間死亡者を出していると推定されるマラリアや住血吸虫症による現在の死亡者が、仮に二割に抑えられただけでも、人口は大きく増え、食糧不足、難民の問題が出る。克服に成功したときのための農業開発、現地での雇用の創出などのケアも考えねばならない。

いずれ人間は死ぬから、と割り切ってしまえば医療も福祉も根本から意味がなくなる。現実問題として、病気で困っている人がいれば手を差し伸べるのに理屈などいらない。それが人情であり、愛情というものだろう。日本は世界においてその先頭に立つわけである。

寄生虫病を克服するには、教育活動や啓蒙《けいもう》活動を活発に行い、衛生思想も高めなくてはならず、文化、宗教、慣習の違う各国で展開できるかということも問題となる。日本で寄生虫病が制圧されたのは、官民一体となって「克服するんだ」という情熱があったからだ。

日本では図らずも官僚体制が寄生虫病の制圧に役立った。国が「対策をやる!」と決めれば、全国の市町村の隅々にまで、この声は届いた。小学校や中学校で蟯虫《ぎょうちゅう》検査や検便検査を行うことは、教育機関と家庭を「保健」の認識で結び、予防への関心を喚起した。また、制圧時期が高度経済成長期と重なったことも幸運だった。

寄生虫対策で世界に貢献する、と日本は約束したが、一方で国内の医学部から寄生虫学教室がどんどんなくなっている。教室を失った大学は、他大学から教授を招き、六年間の教育のうち寄生虫学の授業を八時間足らずの集中講義で済ませるところが多い。これでは寄生虫病を診断できる医師は育たない。三大死因が、がん、脳血管疾患、心臓病となり、日本医学の主流から外れた格好だが、海外渡航が頻繁になり、各種の寄生虫病の疑いを持って帰国する人もいるのだから怖い。

本文でも記したが、国内の一部にミヤイリガイが残っていることから、再流行を懸《け》念《ねん》する声は強い。もっと詳しく記すと、ミヤイリガイは国内では、産地別に、いくつかの大学や研究所の研究室で飼育されている。日本住血吸虫症の本体も、ミヤイリガイと共に飼育されている。何故《なぜ》か。ワクチンがその病原体を抗原（原料）とするように、日本住血吸虫症の罹患《りかん》の診断を判定する皮内反応、血清反応の検査剤を製造するには、日本住血吸虫症の本体がなければならないからだ。飼育に携わる、ある先生が漏らした言葉が、私には強く印象に残る。

「日本は日本住血吸虫症を克服した世界で唯一の国です。学会でも、日本には住血吸虫がもういない、駆逐した、と誇っています。でも、再流行に備えて、こうして研究室のレベルではミヤイリガイと株（日本住血吸虫症の本体）を飼育している。万一、セットで持ち出されたらと思うと、ゾッとしますね。ミステリーやホラー小説の世界じゃないけど、パニックになる恐れは十分あります。そんなことを考えれば、確かに罹患の判定や再流行の検査に備えて保有する必要はあっても、『日本は日本住血吸虫症を克服した、もう国内にはない』と世界に誇るのならば、研究室の飼育も止《や》めてしかるべきではないか、と思うんですよ。現状は矛盾している、と考えられなくもありません。再流行してもプラジカンテルという特効薬がある、という安心感が、こう考えさせるのでしょうかね……」

この言葉に対して明確な判断を下すことは難しい。私は以下のように解釈したい。

「時間の経過と共に、人は日本住血吸虫症に苦しんだ歴史を忘れてゆく。しかし、大自然は絶対に忘れない。再流行の機を窺っているのだ」と。

日本住血吸虫症の問題は、旬《しゅん》のものである。『死の貝』という一冊の本からその意を汲《く》んでいただけたら……、と不遜《ふそん》ながらも私は願うのである。

本書をまとめるにあたっては、多くの先生方の御協力が不可欠だった。明治、大正時代からの貴重な文献、資料の御提供、さらには各先生方の御経験の談話なくしては、執筆は成り立たなかった。ここに御名前を五十音順で紹介させて頂く。

青木克己先生（長崎大学教授）、有泉信先生（甲府市・住吉病院名誉理事）、石井明先生（自治医科大学教授）、梶原徳昭先生（山梨県衛生公害研究所）、亀谷《かめがい》俊也先生（目黒寄生虫館）、川村善治先生（日本蛇族学術研究所）、木村英作先生（愛知医科大学教授）、小島荘明先生（東京大学教授）、佐々学先生（東京大学名誉教授）、多田功先生（九州大学教授）、辻守康先生（杏林大学教授）、塘普《つつみひろし》先生（久留米大学名誉教授）、林正高先生（市立甲府病院）、藤田紘一郎先生（東京医科歯科大学教授）、真喜屋《まきや》清先生（産業医科大学助教授）、松田肇先生（獨協医科大学教授）、薬袋《みない》勝先生（山梨県衛生公害研究所）、安羅岡《やすらおか》一男先生（筑波大学名誉教授）に深甚《しんじん》なる謝意を表したい。そして、獨協医科大学の医動物学教室の皆様にも大変に御世話になった。深く御礼を述べさせて頂く。

本書の刊行にあたっては、各地で多くの方々に御世話になりました。深謝申し上げる次第です。文藝春秋の湯川豊氏、寺田英視氏、田中光子氏には、ひとかたならぬ御指導を賜り、御礼の述べようもございません。単行本の装幀《そうてい》写真を撮って下さった金沢慎氏、装幀を担当して下さった関口聖司氏に、厚く謝意を表します。最後になりましたが、この本をお読み下さいました皆様に、紙上からではございますが、心より感謝を申し上げる次第です。

平成十（一九九八）年六月十九日　小林照幸

補章　絶滅危惧種に指定されたミヤイリガイ

新潮文庫版『死の貝』の親本となる単行本『死の貝』は、平成十（一九九八）年七月に文藝春秋より刊行させて頂いた。単行本刊行から四半世紀余を経て文庫化される機会を得たこと、心より感謝を申し上げたい。

多くの方に感謝を申し上げねばならないが、単行本の「あとがき」で記したように、実際に国内外で日本住血吸虫症の対策に携わり、明治、大正期も含めた多くの文献をはじめとした貴重な資料を提供下さった先生方に改めて深謝する次第である。ただ、時間の流れで半数以上の先生方が鬼籍に入られた。直《じか》にお目にかからせて頂き、多々のご教示を頂けたことは、私にとって人生における大きな財産という他ない。

平成十六（二〇〇四）年に日本住血吸虫の発見から一〇〇年、平成二十五（二〇一三）年に日本住血吸虫症の中間宿主であるミヤイリガイ（カタヤマガイ）の発見から一〇〇年の節目があった。私は二つの節目の折、桂田富士郎、藤浪鑑、宮入慶之助が

「世紀の発見」を成し得たとき、一世紀後には、日本が国単位として世界で初めて日本住血吸虫症を克服したという歴史を振り返ることができる、と果たして想像していただろうか、と思いを馳《は》せた。

現在、インターネット上では「ミヤイリガイの発見はノーベル賞候補ともなった」という情報も散見される。単行本でも文庫化でも、それについては本文で言及していない。これは確たる文献に単行本の刊行時までには出会わなかったからである。ノーベル賞云々《うんぬん》については本稿で後述する。

この四半世紀の社会の大きな変化には、感染症という言葉が国民に周知されたこともあげてよいだろう。日本住血吸虫症も含まれる寄生虫（原虫）、細菌、ウイルスなどが病原体となって起こる病気は総称して感染症と呼ぶようになったのは平成十（一九九八）年十月二日に「感染症法」が公布されたことが大きい。正式名称は「感染症の予防及び感染症の患者に対する医療に関する法律」である。感染症法は旧来の「伝染病予防法」「性病予防法」「後天性免疫不全症候群（エイズ）の予防に関する法律」の三つを統合して作られた新しい法律だった。

戦後日本では、医療の普及、上下水道の普及、国民の衛生思想の普及などにより結核や赤痢の細菌、日本住血吸虫症も含めた各種の寄生虫病といった感染症は徐々に姿を消した。感染症は過去のもの、という意識も芽生えたが、エボラ出血熱などのこれまでに報告例がなかった新興感染症、制圧したと思われた感染症の再流行、従来の薬剤が効きにくい薬剤耐性を持つ感染症の出現などが国内外で問題となった。日本における感染症対策が再考されて新法の制定に至り、感染力の強さをはじめ重要度に応じて、各感染症を一類感染症から四類感染症の四段階に分類した。エボラ出血熱やペスト、ラッサ熱などを記載した一類が最も危険性が高い。

施行当時は、一九九七（平成九）年に香港で初めて発生したH5N1型鳥インフルエンザ、二〇〇二（平成十四）年から二〇〇三（平成十五）年に世界各地で発生したSARS（重症急性呼吸器症候群）の記載はなかったが、今日まで随時、改正が加えられ、現在は一類感染症から五類感染症まで五段階に分けられている。

感染症法は、二〇二〇（令和二）年からの新型コロナウイルス感染症の世界的な大流行「パンデミック（感染爆発）」で国民に周知されただろう。新型コロナウイルス感染症は新型インフルエンザ等の患者に行動制限を求める二類感染症に加えられたが、令和五（二〇二三）年五月八日から季節性インフルエンザと同じ行動制限はない五類感染症となったのは国民の多くが知る通りだ。

SARS、新型コロナウイルス感染症とも世界的な脅威となり、得体の知れぬ恐ろしさの中で治療、予防の対策が喫緊の課題となっていたとき、私はそれぞれに「当時は最先端といっても現代から比すれば医療機器も脆弱《ぜいじゃく》だった明治、大正、昭和戦前に、先人たちは日本住血吸虫症を研究し、多くの発見を成し得た。基礎研究があったからこそ、予防、治療への道につながった。今、人類を苦しめる新たな感染症に対しても人類は英知を結集して、治療、予防を築けるはずだ」と感じたものだった。

ことに新型コロナウイルス感染症における、治療薬もない、ワクチンもない、どうすればいいのか、という当初の不安は、かつて日本住血吸虫症に悩まされた有病地の農業従事者を中心とした住民の苦しみを想像させられるものがあった。

ところで、「感染症法で日本住血吸虫症は何類に分類されているのか?」と気になる方も多かろうが、施行時から記載はない。

マラリアは日本に土着のものは現在ないが、診断した医師は直ちに最寄りの保健所へ届け出ることが義務づけられている四類感染症に記載されている。海外からの帰国者が帰国後に発症する輸入感染症患者となった場合を想定したものだ。

日本に分布がない感染症も考慮されて感染症法は施行されているが、日本住血吸虫症の記載がないのは、いくつかの考察が成り立つ。まず、感染症法は地球上全《すべ》ての感染症を網羅しているわけではない、ということだ。前述と重複するが、感染し、発症すれば健康被害、社会的被害が大きい頻度の高さ、患者が感染源となり、新たな感染者が出るなど社会的影響からの要警戒といった側面もうかがえる。

日本住血吸虫症は日本国内で再発生、再流行する恐れの可能性が考えられず、日本人が海外での短期の滞在や生活で感染する可能性も考えられない、定住し、長期にわたり野外で水と接触する習慣がなければ感染、発症することはない、と判断されたのだろう。お名前を出すことは控えるが、海外の日本住血吸虫症の現場での研究も豊富な研究者の方が教えて下さったことも想起される。

「海外での短期の滞在や生活では、深刻な有病地であっても日本住血吸虫症に感染する機会は、それこそ、感染ミヤイリガイの棲息地《せいそくち》を素足やビーチサンダルで意識的に歩くぐらいでないと感染は起こりません。たまたま野外で水に触れて、仮に一匹の幼虫（セルカリア）によって経皮感染しても、それは雄の成虫か雌の成虫にしか発育しないでしょう。幼虫の経皮感染での皮膚炎や発熱などはあるかもしれませんが、感染しても発症に至らないのは、雄の成虫と雌の成虫に感染し、両成虫が門脈に寄生してはじめて産卵でき、そこから健康被害が生じるのが住血吸虫症の特徴だからです」

単行本『死の貝』の刊行時、終章で日本国内にミヤイリガイの個体群の棲息は山梨県の甲府盆地の一部、千葉県中部の小櫃川の流域の一部に残っている、という旨《むね》を記した。感染症法が制定された当時は、日本住血吸虫症に感染する恐れのない社会を日本は手に入れたとされている中であっても、専門家がミヤイリガイを採集し、研究室でミヤイリガイを飼育する水にマウスを浸して感染の有無を調べる浸漬法調査で継続的に監視していたことから、感染症法に記載すれば住民、自治体を不安視させることになる、と配慮したのかもしれない。

日本住血吸虫症は数ある住血吸虫症において症状は最も深刻なもの、と考えられてきた中で改めて思うことがある。ミヤイリガイの発見は日本住血吸虫症だけでなく、各住血吸虫症の対策の要諦《ようてい》となった「世紀の発見」だったことを、である。ミヤイリガイの発見は九州大学医学部が世界に誇る業績だ。医学部キャンパス内の通りの一つを「宮入通り」と名づけ、宮入の顕彰碑も建立されていることからもわかる。

さて、平成十（一九九八）年七月の単行本『死の貝』の刊行後からの日本住血吸虫症に関する主な情報を以下、記しておきたい。

宮入慶之助の郷里の長野県長野市に平成十一（一九九九）年十一月、『宮入慶之助記念館』（現・NPO法人宮入慶之助記念館）が開館した。親族が九州大学医学部、久留米大学医学部の協力も得て資料を収集、整理し、十五年余の構想を経ての開館だった。

筑後川流域宮入貝撲滅対策連絡協議会は、平成二（一九九〇）年三月三十日に日本住血吸虫症安全宣言を声明した。筑後川流域では平成二年から平成十一（一九九九）年まで詳細な調査を行ったが、ミヤイリガイは一個も発見されなかった。平成十二（二〇〇〇）年の三月二十九日をもち、同会は解散した。それに伴い、筑後川流域においてミヤイリガイの最終確認地となった福岡県久留米市宮ノ陣町荒瀬に『宮入貝供養碑』が建立された。碑文は下記の通りである。

『我々人間社会を守るため筑後川流域で人為的に絶滅に至らされた宮入貝（日本住血吸虫の中間宿主）をここに供養する』

平成八（一九九六）年二月十九日、地方病流行終息宣言を発表した山梨県は、終息宣言後から五年間、ミヤイリガイが日本住血吸虫症に感染していないか、の監視事業を行ったが、その心配は幸いにもなかった。山梨県と山梨地方病撲滅協力会（旧有病地二十五市町村）は、ミヤイリガイは甲府盆地の一部地域に棲息するも、地方病再流行の兆《きざ》しはなく、地方病の感染を心配せずに生活できる状況を迎えられたとして、平成十四（二〇〇二）年十二月に中巨摩郡昭和町押越《おしこし》に『地方病流行終息の碑』の顕彰碑を建立した。題字は、終息宣言を行い、建立時にも山梨県知事だった天野建の揮毫《きごう》が彫られた。顕彰碑の建立は、地方病対策の終了を意味するものとなった。官民一体の取り組みが碑文に込められた。

『地方病（日本住血吸虫症）は、約四百年も前から猛威を振るっていたと言われ、その有病地は、釜無川、荒川、笛吹川の流域約二万ヘクタールと広大にわたり、甲府盆地一帯の二十五市町村に及んでいた。この地域に暮らす人達は、住血吸虫に感染することで腹水が溜《た》まり、死に至る病に長い間苦しめられてきた。

本県における地方病対策は、明治十四年に東山梨郡春日居村の戸長が、県令藤村紫朗に水腫脹満に関する「御指揮願い」を提出したことに始まり、平成八年二月十九日、県民悲願の「地方病流行終息宣言」に至る百十五星霜、多くの先人達の献身的な尽力により、流行終息が成し遂げられた。

多くの県民に辛苦を強いてきた地方病が、流行終息に至ったのは、先人達の血の滲《にじ》むような努力と研鑽《けんさん》の賜《たまもの》であり、その偉大な功績に敬意を表すとともに、これを永く後世に伝えるため、ここに顕彰碑を建立する。』

荒川は、甲府盆地のほぼ真ん中を流れ、笛吹川と合流する川である。

顕彰碑の建立とともに山梨地方病撲滅協力会は、地方病との苦闘の足跡を後世に伝えるため、地方病対策の歴史を通覧できる『地方病とのたたかい 地方病流行終息へのあゆみ』を平成十五（二〇〇三）年三月に刊行した。

同書では「日本住血吸虫計測値一覧表」が掲載された。虫卵から成虫まで成長段階の長さ、幅は資料により数値が異なり、「ほぼ中間の値」を出す整理が行われた。本文庫冒頭の「日本住血吸虫の生活史」はその一覧表の数値に基づいたものである。『地方病とのたたかい』の刊行と同時期の平成十五（二〇〇三）年三月、久留米大学で開催された第七十二回日本寄生虫学会大会では『日本住血吸虫発見一〇〇年記念国際シンポジウム』も開催された。

山梨県笛吹市に平成十七（二〇〇五）年十月、山梨県立博物館が開館した。甲斐国とミュージアムを足した「かいじあむ」の愛称もつけられた同館は、「山梨の自然と人」を基本テーマに山梨の風土と歴史について多角的な展示を行い、「自然と人の共生」のコーナーに「地方病との戦い」が常設展示されるようになった。

同じく平成十七年十一月、九州大学出版会から宮入慶之助記念誌編纂委員会編『住血吸虫症と宮入慶之助　ミヤイリガイ発見から90年』が刊行された。山梨、広島、佐賀、福岡の国内での日本住血吸虫症の対策に携わり、また、国外でも対策に取り組む関係者、『宮入慶之助記念館』を設立した宮入の親族らが執筆した。私も執筆させて頂く機会を得たが、この本で私は、宮入のノーベル賞候補関連の資料に出会えた。

宮入慶之助記念館の設立、開館に協力された九州大学名誉教授の多田功氏が「九州大学における宮入慶之助」と題して書かれたものの中に資料はあった。

ここでは、宮入の後を継ぎ、九州大学医学部衛生学教室の二代目教授となった大平得三が書き残した宮入との数々の思い出も紹介されていた。『死の貝』では佐賀県三養基郡基里村に昭和二十七（一九五二）年十月、『宮入先生学勲碑』が教え子たちにより建立されたと言及したが、この顕彰碑の碑文は大平が記した。

多田氏は、大平の和訳でイギリスの熱帯医学者でリバプール大学教授のビー・ブラックロックがノーベル生理学・医学賞の推薦委員として、ミヤイリガイを発見した教授の宮入と助手の鈴木稔をノーベル賞候補に一九二七（昭和二）年三月一日付で推薦した手紙も紹介したのである。以下、引用させて頂く。

『委員諸君。私は王立カロリンスカ学院のノーベル賞委員会に対し、教授宮入慶之助博士並びにその助手鈴木稔学士の名を考慮に入れられんことを申し出ます。申し出が斯《か》く遅延しました理由は第一、学院より書類を受け取った後日本との連絡が必要であったこと、第二、日本からの書類が到着したときに私が地方旅行中であったためであります。私が推薦せんとするこの二人の卓越した科学者たちの原著は日本住血吸虫の生活史の解明に関するものであります。第一、彼らはこの寄生虫が人及び動物に起こすところの重篤なる疾病を研究しました。第二、彼らはこの寄生虫の宿主体外における発育を追跡し、卵からミラシヂュムが中間宿主たる巻貝へ侵入すること、その貝中に於《お》ける驚くべき発育の過程及びついにその貝から人及び動物の欠損なき皮膚及び粘膜に侵入しうる能力を有するセルカリアの脱出することを研究しました。第三、彼らは動物の実験的感染の方法によってこの疾病が彼らの記載せる状態で自然界に行なわるるものなることを示しました。一般に生物学に対し、特に医学的寄生虫学に対するこの甚だ顕著な貢献は褒章に値すると考えられます。日本に於ける宮入・鈴木の仕事は既に甚だ大なる結果を生じました。即《すなわ》ちエヂプトに於いてレーパーによってエヂプト住血吸虫及びマンソン住血吸虫の貝中間宿主の発見を可能ならしめました。そして順序としてアフリカの他の地方及び人及び獣類に住血吸虫病の見らるる世界のあらゆる地方の研究者たちをして、その地方におけるこの疾病の感染経路の発見を可能ならしめました。寄生虫学的観念に於いて、コッホの要求が満足せらるるごとき方法で完成させられたこの光輝ある業績は、最近二十年間の寄生虫学会における卓越した発見であります。そしてそれはつとに研究そのものの優れた価値の為のみならず、また苦悩する人道の大なる部分に関する恩恵のために、ノーベル賞の授与こそ、かかる発見が値する名誉の適当な承認でありましょう。』

文中のエヂプト住血吸虫はビルハルツ住血吸虫症である。コッホの要求、とはコレラ菌、結核菌を発見するなど細菌学に貢献し、一九〇五（明治三十八）年にノーベル生理学・医学賞を受賞したドイツのローベルト・コッホによる「コッホの四原則」である。病気と病原体の因果関係は「ある一定の病気に一定の微生物が見出されること（染色法）」「見出された微生物を分離できること（培養）」「分離した微生物をサルやマウス、犬など感受性のある動物に感染させて同じ病気の発生が見られること（動物実験）」「実験動物の病巣部から同じ微生物が分離されること（分離特定）」の科学的方法に基づいて確定される、とする学説だ。

推薦が自動的に最終候補扱いとなるのか、はわからない。現代の視座から見れば、ミヤイリガイの発見は受賞に十二分に価する、と思われるが、一九二七（昭和二）年のノーベル生理学・医学賞の受賞者が誰だったか、を辿《たど》りたくもなる。

受賞者はオーストリアの医師のワーグナー・ヤウレックだった。ヤウレックは梅毒性精神病の進行麻痺に対して、マラリア原虫を用いて発熱させる治療を考案した。梅毒菌は高熱に弱い。意図的に患者をマラリアに感染させて、マラリアの高熱で梅毒菌を死滅させ、精神病の進行を止めてから、マラリア治療薬のキニーネを投与してマラリアを治療する方法を考案した。この発熱療法はマラリア療法と名付けられた。

第一章でも記したようにヨーロッパでは長きにわたり、マラリアを含め多くの病気の原因は「悪い空気」を意味する「ミアズマ」とされた。十九世紀後半から二十世紀初頭は、ヤウレックのマラリア療法も含め、マラリアに関する重要な研究が相次いだ背景には、十六世紀初頭よりヨーロッパ各国は天然資源が豊富なアジア、中南米、アフリカなど世界各地へ植民地獲得の船出を本格的に開始し、マラリア対策は本国だけでなく、現地で支配する側の健康問題となっていたことがあげられる。

フランスのシャルル・ラヴランが一八八〇（明治十三）年、マラリア患者の赤血球にマラリア原虫が見られると顕微鏡下で発見し、「マラリアの原因はミアズマではなく寄生虫病」と明らかにした。一八九七（明治三十）年、イギリスのロナルド・ロスがハマダラカに刺されることでマラリアに感染する、と発見。ロスは翌一八九八（明治三十一）年、鳥を使った吸血感染実験でハマダラカ属の蚊がマラリアを媒介する、と確かめ、人間でも感染を確かめた。ロスは一九〇二（明治三十五）年にノーベル生理学・医学賞を受賞した。ノーベル賞は一九〇一（明治三十四）年に始まり、ロスは二回目のノーベル生理学・医学賞の受賞者となった。一回目はジフテリアに対する血清療法を研究したドイツのエミール・ベーリングだった。ラヴランの研究成果は、一九〇七（明治四十）年にノーベル生理学・医学賞が与えられたことで報われた。「マラリアはミアズマが原因ではない」とする説は当初、衝撃的で懐疑的な声も上がったのは想像がつくところだ。ロスの研究成果によって評価されたことが見出せよう。

マラリア関連の研究がノーベル賞で注目されていたことで、ヤウレックのマラリア療法も、ノーベル賞関係者のあいだで必然的に注目度は高くなり、受賞に至ったと推察される。桂田、藤浪によって日本住血吸虫が発見された当時は、マラリアも科学的にやっと解明されつつある時期だったのだ。

山梨県では平成二十二（二〇一〇）年四月、地方病克服の本部としての大役を担《にな》ってきた山梨県衛生公害研究所が山梨県衛生環境研究所に改称された。昭和二十四（一九四九）年に山梨県立医学研究所として創設され、改称を経てきた。

同平成二十二（二〇一〇）年、中巨摩郡昭和町は郷土資料館『昭和町風土伝承館杉浦醫院』の運営を開始した。父子二代にわたって地方病の治療と研究に尽力した開業医の杉浦健三、三郎のかつての杉浦医院の土地、建物を昭和町が買い取り、杉浦家からすべての収蔵品の寄贈も受け、地方病の歴史と父子二代の功績を顕彰する資料館で、ミヤイリガイの飼育展示もある。平成十四（二〇〇二）年十二月に町内に建立された『地方病流行終息の碑』の顕彰碑は、資料館の開館に伴い、この平成二十二年に資料館の敷地内に移設されている。

平成二十五（二〇一三）年三月、東京医科歯科大学で開催された第八十二回日本寄生虫学会大会（大会長は東京医科歯科大学教授で日本寄生虫学会理事長の太田伸生氏＝当時）は「ミヤイリガイ発見一〇〇周年記念」と冠せられた。学会と並行したミヤイリガイ発見一〇〇周年記念企画として日本、アメリカ、中国の研究者によるシンポジウム、国立科学博物館、寄生虫関連の常設展示施設である目黒寄生虫館、宮入慶之助記念館の共催による特別企画展示「やさしく学ぶ住血吸虫」、宮入慶之助記念館との共催で市民公開講座「住血吸虫病との闘い―宮入慶之助に学ぶ―」も開催された。市民公開講座は石井明氏（自治医科大学名誉教授）、千種雄一氏（獨協医科大学教授）、陸紹紅氏（中国浙江省寄生虫病研究所副所長）、飯島渉氏（青山学院大学文学部教授）＝諸氏の肩書は当時のもの、また、私が登壇させて頂き、それぞれ専門領域の視点から見解を述べた。

この市民講座で、私は今回の文庫の解説をお書き頂いた飯島氏に初めてお目にかかれた。医療社会史を専門とする飯島氏は「感染症アーカイブズ（ＡＩＤＨ　The Archives of Infectious Diseases History）」の代表でもある。二〇一〇年頃から取り組みが始まった「感染症アーカイブズ」は、日本住血吸虫症やフィラリア症など寄生虫を中心とした感染症における、対策に取り組む「当時もの」の資料も含め、関係者への聞き取り調査、国立感染症研究所、長崎大学熱帯医学ミュージアム、琉球大学医学部寄生虫学教室、目黒寄生虫館などが保有する膨大な資料の整理、保存を手掛け、インターネットなどを通じて公開するプロジェクトだ。この取り組みは現在も進められ、これからも続く。

飯島氏との初対面で、平成八（一九九六）年二月十九日の山梨県における終息宣言が出された直後の取材当時、地方病克服のためのポスターや啓蒙書など県民に向けた資料で現存するものは少ない、と知ったことを私は想起した。当時の山梨県衛生公害研究所が公の立場で何点か保管しており、私はそれらを閲覧する機会に恵まれたが、終息宣言が出るまで「とにかく一刻も早くなくそう」の一心で、関連資料を残すまではとても気が回らなかった、と教えられて腑に落ちた。安心安全な地域づくりに対する一心不乱の取り組みの証左だったのだ。「当時もの」の資料は、未来への公有財産でもあるだけに、散逸を食い止め、永久保存を可能とする「感染症アーカイブズ」の取り組みは心強い。

ミヤイリガイ発見一〇〇周年の節目の平成二十五（二〇一三）年には五月中旬から一カ月にわたり、国立科学博物館で企画展「日本はこうして日本住血吸虫症を克服した――ミヤイリガイの発見から100年」も開催されている。

単行本『死の貝』の刊行から新潮文庫の『死の貝』の刊行の四半世紀余の時間の流れの中で日本住血吸虫症関連の話題で最も大きなものは、環境省版レッドデータブックでミヤイリガイが絶滅危惧種に指定されたことになろう。

環境省は環境庁時代の平成三（一九九一）年にレッドデータブック「日本の絶滅のおそれのある野生生物　脊椎動物編」及び「日本の絶滅のおそれのある野生生物　無脊椎動物編」を取りまとめ、おおよそ十年ごとに改訂を行い、その改訂の中でも随時、追加、修正を行ってきた。

ミヤイリガイは平成二十四（二〇一二）年八月に発表された第四次レッドリストで「ミヤイリガイ（カタヤマガイ）」の表記で、「絶滅危惧I類（Critically Endangered CR+EN　絶滅の危機に瀕している種）」の一種に指定された。

絶滅危惧I類は、「絶滅（Extinct EX　我が国ではすでに絶滅したと考えられる種）」、「野生絶滅（Extinct in the wild　EW　飼育・栽培下あるいは自然分布域の明らかに外側で野生化した状態でのみ存続している種）」に次ぐランクである。

単行本『死の貝』の刊行時、ミヤイリガイは絶滅危惧種ではなかった。単行本を基にした本文庫でも終章で「自然保護及び環境保全が時代のキーワードとなった中、甲府盆地と千葉の小櫃川のみにミヤイリガイの棲息が限定されることから、天然記念物に指定される可能性もあるのだ」と言及している。

現在、日本国内でミヤイリガイは山梨県の甲府盆地の一部に棲息が確認されている。これは研究者の観察、採集が裏付けとなっている。甲府盆地で採集する研究者は必然的に千葉県の小櫃川の流域の棲息も関心事だ。小櫃川流域の棲息については、かつて採集できた場所も宅地化が進んだ影響もあってか、平成二十七（二〇一五）年以降は確認ができないという話を私は聞いている。小櫃川のミヤイリガイは絶滅か、と判断するには精査が必要となるが、かつてないほど棲息は限られたものになっている、と言えそうである。

前述した平成二十五（二〇一三）年三月、東京医科歯科大学で開催された市民公開講座「住血吸虫病との闘い―宮入慶之助に学ぶ―」では、ミヤイリガイが絶滅危惧種に指定されていることが来場者に伝えられ、「天然記念物に指定するべきではないか」という見解も紹介された。来場者の個々の意見をうかがう時間はなかったが、「ひっそりと暮らすミヤイリガイを見守るべき。天然記念物の指定も必要だ」「いや、苦しんだ先人、克服に取り組んだ官民の努力を思えば、棲息を許すべきではない。早々に絶滅させるべき」と、それぞれに「究極の選択」を考える機会でもあっただろう。

私が単行本『死の貝』の取材を始めたのは平成八（一九九六）年一月から、だった。

福岡、佐賀、広島、山梨の各県の順で訪ね、山梨県を訪れたのは、前述のように同年の二月十九日の終息宣言が発せられた直後だった。ジストマ、片山病、地方病などの呼称で各地域を苦しめた日本住血吸虫症との闘いの歴史の輪郭が見えてくる中で、日本住血吸虫症の卵から孵化したミラシジウムが清流に棲息するミヤイリガイを中間宿主として間借りし、ミヤイリガイの体を栄養にしてセルカリアとなる因縁には自然の過酷な営みも教えられた。

ミヤイリガイ自体が人畜の健康を損なうわけではないことは理解できたが、有効な治療薬もなかった往時は駆除、殺貝の選択しかなかった。日本住血吸虫症のない郷土の実現のためには、目の前にいるミヤイリガイを駆除するしかなかった。その努力を積み重ね、山梨県の終息宣言をもち、日本住血吸虫症を恐れる必要はないという功績を手にした。そうした史実を踏まえ、タイトルは『死の貝』とした経緯があった。

ただ、筑後川におけるミヤイリガイの最終確認地に建立された『宮入貝供養碑』を鑑みれば、生物多様性の重要性が問われる現代社会において、タイトルの『死の貝』が適切であるのか、は悩ましいものも感じる。

私たちは絶滅危惧Ⅰ類に指定されて生きるミヤイリガイと共生、共存をしてゆかねばなるまい。ただし、それは、往時の日本住血吸虫症の脅威を忘れることは許されない、語り継がねばならない責務を前提としたものだ。それゆえに文庫化に際し、サブタイトル『日本住血吸虫症との闘い』を加えさせて頂いた。

ミヤイリガイ発見から一五〇年となる二〇六三年、二〇〇年を迎える二一一三年、日本のミヤイリガイの棲息はどうなっているのだろうか。

文庫化にあたり、解説をお書き頂いた青山学院大学文学部教授の飯島渉氏、生活史の図版をイラストから製作頂いた河野修宏氏、新潮文庫編集部の青木大輔氏、久保真司氏、新潮社営業部の河井嘉史氏をはじめ新潮社の方々に厚く御礼を申し上げる。本文庫をお読み頂いた読者の方々にも深く感謝したい。

令和六（二〇二四）年三月二十二日　小林照幸

参考文献

（発行年度順による。学術論文、新聞記事は省略）

『俺は地方病博士だ　日本住血吸虫病の話』（山梨地方病研究部　一九一七年）
『人體寄生蟲通說』　小泉丹（岩波全書　一九三五年）
『藤浪先生遺影』　清野謙次（人文書院　一九三六年）
『疾病《しっぺい》と動物』　佐々学（岩波全書　一九五〇年）
『人體寄生蟲』　小泉丹（岩波全書　一九五二年）
『風土病との闘い』　佐々学（岩波新書　一九六〇年）
『日本における寄生虫学の研究1』　森下薫編（目黒寄生虫館　一九六一年）
『戦国史料叢書《そうしょ》5　甲陽軍鑑（下）』　磯貝正義・服部治則校注（人物往来社　一九六六年）
『ある医学史の周辺』　森下薫（日本新薬株式会社　一九七二年）
『八田村誌』　八田村役場（八田村役場　一九七二年）
『日本の風土病』　佐々学（法政大学出版局　一九七四年）
『綜説《そうせつ》　日本住血吸虫症』　岡部浩洋（久留米大学医学部寄生虫学教室　一九七五年）
『地方病とのたたかい』（山梨地方病撲滅協力会　一九七七年）
『熱帯への郷愁』　佐々学（新宿書房　一九七七年）
『アジアの疾病』　佐々学・福見秀雄・沢井芳男・大谷明・田中寛（新宿書房　一九七八

年）
『地方病とのたたかい　体験者の証言』（山梨地方病撲滅協力会　一九七九年）
『片山病とのたたかい』（御下問奉答片山病撲滅組合　一九七九年）
『甲陽軍鑑　四』酒井憲二解題（勉誠社　一九七九年）
『甲陽軍鑑　下』　腰原哲朗訳（教育社新書　一九七九年）
『臨床寄生虫学カラーアトラス』山口富雄・稲臣成一・加茂甫・大鶴正満・鈴木俊夫・吉田幸雄（南江堂　一九八〇年）
『ある農婦の一生　明治・大正・昭和に生きる』　稲村半四郎（農山漁村文化協会　一九八〇年）
『郷土史に輝く人々』　斉藤俊章（青少年のための山梨県民会議　一九八〇年）
『地方病とのたたかい　日本住血吸虫病・医療編』（山梨地方病撲滅協力会　一九八一年）
『漢方医藤井好直　片山病先覚者の人と業績』中山正真編　（自費出版　一九八一年）
『寄生虫学』　稲臣成一・頓宮廉正・村主節雄（金芳堂　一九八二年）
『小宮義孝《自然》遺稿・追憶』小宮義孝博士・遺稿追憶編纂委員会編（土筆社　一九八二年）
『旅行者＋駐在員のための熱帯病の予防』　ロス熱帯衛生研究所編・石井明訳（新宿書房　一九八三年）
『自然こそわが師』　佐々学（東京大学出版会　一九八五年）

『ジストマとの戦い　生まれ変わる筑後川』　塘普（水資源開発公団筑後川開発局・筑後大堰《おおぜき》管理所　一九八八年）
『佐々学学長退官記念誌』　佐々学学長退官記念事業会（富山医科薬科大学　一九八八年）
『久留米市史　第4巻』　久留米市史編さん委員会編（久留米市　一九八九年）
『寄生虫学新書』　吉村裕之・上村清・近藤力王至（文光堂　一九九〇年）
『筑後むしの足跡』　塘普（久留米大学医学部寄生虫学講座　一九九〇年）
『日本住血吸虫病流行終息報告書』（広島県環境保健部　一九九一年）
『第十二改正　日本薬局方』　財団法人・日本公定書協会（廣川書店　一九九一年）
『佐賀県の日本住血吸虫病　安全宣言への歩み』（佐賀県　一九九一年）
『伝染病研究所・医科学研究所の100年』　東京大学医科学研究所（東京大学医科学研究所　一九九二年）
『安羅岡一男教授退官記念誌』（筑波大学基礎医学系・安羅岡一男教授退官記念会　一九九二年）
『医療薬　日本医薬品集』　財団法人・日本医薬情報センター（薬業時報社　一九九二年）
『Parasitic diseases in water resources development』（World Health Organization　一九九三年）
『大里地区誌』　大里地区誌編纂委員会（ふるさと大里まつり実行委員会　一九九三年）
『治療薬マニュアル　一九九五』　菊池方利・北原光夫・関顕・松枝啓（医学書院　一九九

五年）
『長門石町誌』長門石町誌刊行委員会（長門石町誌刊行委員会　一九九五年）
『寄生虫との百年戦争　日本住血吸虫症・撲滅への道』林正高（毎日新聞社　二〇〇〇年）
『地方病とのたたかい　地方病流行終息へのあゆみ』編者＝地方病記念誌編集委員会　著者＝山梨県衛生公害研究所・梶原徳昭（山梨地方病撲滅協力会　二〇〇三年）
『住血吸虫症と宮入慶之助　ミヤイリガイ発見から90年』宮入慶之助記念誌編纂委員会編（九州大学出版会　二〇〇五年）
『感染症の中国史　公衆衛生と東アジア』飯島渉（中公新書　二〇〇九年）
『歴史総合パートナーズ4　感染症と私たちの歴史・これから』飯島渉（清水書院　二〇一八年）
『地方病を語り継ごう　流行終息宣言から25年』昭和町風土伝承館　杉浦醫院編（昭和町教育委員会　二〇二二年）
『中学生が伝える恐ろしいやまい・地方病』監修者＝堀真一郎　著者＝南アルプス子どもの村中学校ゆきほたる荘（黎明書房　二〇二三年）

解説

飯島渉

私は医療社会史の分野でおよそ三〇年にわたり感染症の歴史学を研究し、現在は長崎大学熱帯医学研究所教授として熱帯医学ミュージアム館長を務めている。ノンフィクションはかなり読んできた方である。学生時代に『深夜特急』を手にしたことがきっかけで、沢木耕太郎の初期の代表作『テロルの決算』や『一瞬の夏』を読んだ。後藤正治の『私だけの勲章』や『ラグビー・ロマン』は好きな作品である。旅行の時に再読するので、書棚の本はかなりくたびれている。

小林照幸の本も擦り切れているが、それは研究のために何度も参照したからである。今回、文庫化された『死の貝』（文藝春秋、一九九八年）もその一つである。小林も多作で、その関心は、風土病から動物、スポーツ、職業人の系譜、そして高齢者と多彩である。本書は、『毒蛇』（正続、TBSブリタニカ、一九九二〜九三年）、『フィラリア―難病根絶に賭《か》けた人間の記録』（TBSブリタニカ、一九九四年）に続く小林の初期の関心にもとづく風土病を題材とした作品である。

小林は、その後、医療・公衆衛生全般にも関心を拡《ひろ》げ、『検疫官《けんえきかん》―ウイルスを水際《みずぎわ》で食い止める女医の物語』（角川書店、二〇〇三年）、『パンデミック―感染爆発から生き残るために』（新潮新書、二〇〇九年）をものにしている。最近でも風土病を再び題材とした『死の虫―ツツガムシ病との闘い』（中央公論新社、二〇一六年）を刊行している。

一九九〇年代、小林が立て続けに『毒蛇』、『フィラリア』、『死の貝』をものにしていたことに正直驚かされる。一九六八年生まれの小林はまだ二〇歳代だった。そんな若者がいくつかの風土病の制圧の歴史を調べ、流行地を訪ね、多くの関係者へのインタビューを通じて印象的な作品を残した。早熟を言いたいのではない。小林が二〇歳代だった一九九〇年代という時代を考えてみたいのである。

本書に登場する学者の一人、一九一六年生まれの佐々学は小林がインタビューした時にはすでに七〇歳代後半から八〇歳になろうとしていた。佐々は、東京帝国大学医学部を卒業後、海軍軍医となり、敗戦を海南島陸戦隊の軍医長として迎えた。その間、海軍軍医としてマラリアなどの熱帯感染症の調査研究を進め、そうした経験をもとに、戦後は東京大学伝染病研究所教授となり、熱帯医学や寄生虫学の研究を牽引《けんいん》した。この世代の研究者の多くが戦争体験の中で感染症の研究に出会い、戦後、さまざまな風土病の制圧に関わることになった。一九九〇年代は、そうした風土病の制圧も完了し、関心は国際保健としての海外の発展途上国における風土病の制圧に向かっていた。小林は、多くの学者や関係者を訪ね、貴重な証言を引き出している。それは、こうした研究者の晩年に間に合ったからである。小林が取材した方々の中には、既に鬼籍に入った方も少なくない。現在、研究論文からその調査研究に触れることはできるが、個々人の思いに触れることは難しい。その意味で、本書は、一九九〇年代の日本の風土病をめぐる貴重な記録なのである。

解説を書くために再読し、また新たな発見があったので、一つだけ紹介しておく。一九五五年、佐々学は学者訪中団の一員として周恩来首相と会談し、日本住血吸虫症(以下、住血)をめぐって意見交換を進めた。それがきっかけとなって、一九五六年に国立予防衛生研究所寄生虫部長の小宮義孝を団長とする日本住血吸虫症防治代表団が中国を訪問し、対策を提言した。筑後川流域で住血対策を進めていた岡部浩洋久留米大学医学部教授や、後に、フィリピンでＪＩＣＡによる医療援助の一環として住血対策を担《にな》うことになる安羅岡一男も同行している。ＧＨＱとともに山梨での住血対策を担った横川宗雄千葉大学医学部教授も参加するはずだったのだが、日本と中国の間に当時正式な国交がなかったため、国立大学教授の中国渡航は実現しなかった。国家公務員であった小宮はあえて渡航に踏み切り、減給処分を受けている。そして、横川にかわって小宮教室で研究を進めていた安羅岡が参加することになったのである。

小林は、本書の中で、「コンクリート化を最初に提唱した岡部浩洋」と書いている（236頁）。日本が進めた住血対策としてのコンクリート化をめぐっては、それを最初に提唱したのが誰だったのかはあまり議論されてこなかった。私は、現在、感染症をめぐる歴史的資料の整理・保存（日本住血吸虫症への対策史も対象の一つ）を進めている「感染症アーカイブズ」のメンバーとともに久留米大学医学部に残されている資料を調査中である。その中には、岡部が中国で撮影した写真を収めた貴重なアルバムもあるので、上述の指摘にあらためて感慨を覚えたのである。

ノンフィクションの手法は、歴史学の手法と重なる点が少なくない。また、歴史学を専門とする者として、ノンフィクションに親しみを感じるのは、作品がある時代を特徴づけているからである。二〇二〇年から世界を席巻した新型コロナウイルス感染症の流行の中で、その推移や対策のあり方を文章にするため、たくさんの人々から話を伺う機会をつくった。よく言われることだが、「聞く力」は聞き手の側にどれだけ知識があるかにかかっており、自分自身が試される機会であることを思い知った。その点では、小林の早熟を認めることにやぶさかではない。

感染症をとりまく社会の変化として、この機会に紹介しておきたいことがある。それは、二〇二二年から高等学校の歴史科目が再編され、必修科目として新たに「歴史総合」が新設されたことである。近現代史を中心とする日本史と世界史の融合、「覚える歴史」を「考える歴史」とすることがその目的の一つである。学習指導要領はそのために感染症をとりあげることをうたっている。教師は感染症の流行の拡大防止に向けた国際協力に関する資料を提示し、生徒は歴史的な見方・考え方を働かせ、資料から情報を読み取り、感染症の拡大の背景と生活や社会の変容との関連性について考察することが求められている。要するに、高校生は「歴史総合」で必ず感染症の歴史を学ぶことになった。

「歴史総合」の開始が二〇二二年だったので、新型コロナウイルス感染症が契機だったと誤解されることも少なくない。実際には、「歴史総合」がパンデミックを先取りした。しかし、現在使われている「歴史総合」の教科書を見ると、一九世紀のコレラや二〇世紀初期のインフルエンザなどが中心であり、明らかにパンデミックにかたよっている。国際協力や日本史と世界史の融合という課題に近づくための最も適切な感染症は、小林が一九九〇年代にとりあげた日本住血吸虫症やリンパ系フィラリア症などの日本における風土病の制圧とその知見を活かした国際保健の歴史である。

新型コロナウイルス感染症のパンデミックの中で、感染症全般への関心も拡がった。が、住血などのエンデミック（風土病）への関心は必ずしも高くない。多くの風土病は、ＮＴＤｓ（Neglected Tropical Diseases、顧みられない熱帯病）と呼ばれるようになり、地道な対策が続けられている。発展途上国では依然として健康被害の原因だからである。そうした国際保健の領域で活躍する日本人の学者、医師、医療関係者は少なくない。そして、そうした活動の先鞭《せんべん》をつけたのは、『死の貝』が紹介している小林がインタビューを通じて知見の提供を受けた熱帯医学や寄生虫学の研究者だったのである。

住血をぜひ歴史総合の教材とし、また、その流行や対策史を地域の中で継承することが必要である。注目される動きもある。その一つは、小林も触れている杉浦醫院（昭和町風土伝承館杉浦醫院）が杉浦医師親子の事績を紹介しながら、山梨県を中心に住血の歴史を継承するための役割を果たしていることである。出井寛館長が中心となって編纂《へんさん》された昭和町風土伝承館杉浦醫院編『地方病を語り継ごう―流行終息宣言から25年』（昭和町教育委員会、二〇二二年）は、地域の苦労談などをたくさん紹介している。南アルプス子どもの村中学校・ゆきほたる荘『中学生が伝える恐ろしいやまい・地方病』（黎明書房、二〇二三年）は、菊池花音さんなどを中心とする中学生が、山梨における住血の流行や制圧に至る経緯を多くの関係者を訪ねて調べた貴重な記録である。

山梨における住血の歴史を継承するために、二〇二三年に地方病教育推進研究会が設立され、杉浦醫院を会場として「次世代に語り継ぐ　地方病を語る会」が開催されるようになっている。事務局長としてその活動を進めているのは、小学校の教員、校長として長く住血を教材として教育実践を積み重ねてきた遠藤美樹氏である。

こうした動きの中で、『死の貝』が文庫化されたことはたいへんに意義深いことと言える。私たちは、本書とその執筆者の小林を通じて、一九九〇年代の日本住血吸虫症をめぐる記憶に触れることができるからである。

（二〇二四年四月、長崎大学熱帯医学研究所教授、熱帯医学ミュージアム館長）

この作品は一九九八年七月に文藝春秋より刊行された。新潮文庫に収録するにあたり、サブタイトルを付し加筆修正した。

死《し》の貝《かい》

日《に》本《ほん》住《じゅう》血《けつ》吸《きゅう》虫《ちゅう》症《しょう》との闘《たたか》い

新潮文庫　こ－28－2

令和六年五月一日発行
令和六年六月十五日四刷

著者　小《こ》林《ばやし》照《てる》幸《ゆき》

発行者　佐藤隆信

発行所　株式会社新潮社

郵便番号　一六二―八七一一
東京都新宿区矢来町七一
電話　編集部(〇三)三二六六―五四四〇
　　　読者係(〇三)三二六六―五一一一
https://www.shinchosha.co.jp

価格はカバーに表示してあります。

乱丁・落丁本は、ご面倒ですが小社読者係宛ご送付ください。送料小社負担にてお取替えいたします。

印刷・株式会社光邦　製本・株式会社大進堂

ISBN978-4-10-143322-6 C0195